Regine Winkelmann

Früher war ich falsch – heute bin ich anders

Regine Winkelmann

Früher war ich falsch ...

... heute bin ich anders

Erzählung einer Autistin

Die Namen wurden bis auf den meines Mannes, unseres Therapeuten und meinen geändert.

Bibliografische Information der Deutschen Nationalbibliothek
Die Deutsche Nationalbibliothek verzeichnet diese Publikation in der Deutschen Nationalbibliografie; detaillierte bibliografische Daten sind im Internet über http://dnb.d-nb.de abrufbar.

Regine Winkelmann
Früher war ich falsch – heute bin ich anders
Erzählung einer Autistin

Berlin: Pro BUSINESS 2015

ISBN 978-3-86460-265-8

1. Auflage 2015

Produktion und Herstellung: Pro BUSINESS GmbH
Gedruckt auf alterungsbeständigem Papier
Printed in Germany
www.book-on-demand.de

Inhalt

Vorwort

„Schreiben Sie“, sagte ER. „Schreiben Sie ein Buch.“
„Ein Buch? Es gibt doch schon so viele Bücher über Autismus.“

So viele haben sich in den letzten Jahren diesem Thema gewidmet. Und immer häufiger auch Autisten, die ihre Erfahrungen und Erlebnisse schildern. Und wenn ich ehrlich bin, haben mir gerade diese Bücher am meisten geholfen, die von meinen Mitbetroffenen geschrieben wurden.
Aus diesem Grund ist vielleicht dieser Gedanke gar nicht falsch. Und da ich sowieso gerade dabei bin, meine gesamte erinnerte Vergangenheit aus einem weiteren Blickwinkel betrachten zu müssen, durch die kürzlich erhaltene Diagnose, sollte ich das vielleicht gleich schriftlich festhalten.

Ich bin Autistin und das bereits seit meiner Geburt. Außerdem habe ich das gleich vierfach in verschiedenen Ausdünnungsgraden an meine Kinder weitergegeben. Es gibt tatsächlich gute Gründe, weitere Einsichten und eigene Erlebnisse zu schildern und zu schreiben. Einer der wichtigsten Gründe ist, dass ich mich gerade selbst in einem Auseinandersetzungsprozess befinde.
Wie viele erwachsene Autisten habe ich meine Diagnose erst spät erhalten. Obwohl ich natürlich immer autistisch gefühlt, empfunden und gedacht habe, war mir nicht bewusst, dass dies einen Namen hat. Mit dieser Diagnose ändert sich natürlich nichts an meiner Person an sich. Und dennoch ändert sich eigentlich alles. Meine gesamte Vergangenheit, meine Gegenwart und meine Zukunft wird mit dem Tag dieser Diagnose nun

immer im Zusammenhang meiner autistischen Wahrnehmung stehen und auch so von mir betrachtet werden.
Das hat unmittelbare Auswirkungen nachträglich auf alles was war, auf alles was ist und auf alles was sein wird. Diese neue und ungewohnte Betrachtung, der aus dem Autismus entstehenden Defizite, aber auch meiner daraus resultierenden Fähigkeiten, werfen mich mitunter aus dem Gleichgewicht.
Sie sind manchmal durchaus ernüchternd und deprimierend. Ein großer Teil davon ist aber vor allem auch eine Chance und bietet mir die Rehabilitation meiner eigenen Unzulänglichkeiten. Die Versöhnung mit gemachten Erlebnissen in der Vergangenheit. Darum möchte ich meine Gedanken, die ich in diesem stattfindenden Prozess zu diesem Thema habe, festhalten.

Alles, was ich zu sagen bzw. mitzuteilen habe, wird natürlich nur meine ganz persönliche Sichtweise sein, wie ich bezogen auf den Autismus die Welt und mich in dieser Welt sehe. Am Ende werden wir ja sehen, ob es anderen Betroffenen hilft auch meine Innenansichten zu kennen. Ob es allgemein zur Information und weiteren Aufklärung dient und ob ich dann immer noch meiner jetzigen Meinung bin.

Regine Winkelmann

Beziehungen aus meiner (autistischen) Sicht

Aktuelle Zahlen belegen, dass die meisten erwachsenen, hochfunktionalen Autisten in einer partnerschaftlichen Beziehung leben und / oder verheiratet sind.
Das gibt vor, dass dies gut und unproblematisch zu funktionieren scheint.
Ganz entgegen der in der Gesamtbevölkerung vorherrschenden klischeehaften Vorstellung darüber, dass Autisten ja nicht „beziehungsfähig“ seien.
Das stimmt absolut nicht.
Ich lebe als Autistin ebenfalls in einer festen Partnerschaft mit meinem Mann, der der Vater meiner vier Kinder ist.
Und das ist gut so.
Ich brauche und benötige intakte und verlässliche Beziehungen.
Ich brauche Menschen, die mir vertraut sind und an deren Seite ich mich sicher fühle.
Meines Erachtens benötigen das die meisten Menschen, aber ganz sicher die meisten Autisten.
Da es mir oft nicht gelingt, aus der Intuition heraus die Menschen einschätzen und verstehen zu können, ist mir eine bekannte verlässliche Person an meiner Seite eine große Hilfe. Durch ihre mir bekannte Stimmung, an ihrem mir bekannten Verhalten, den Äußerungen, ist es mir möglich zu erkennen, wie sicher oder wie riskant es gerade ist, in einer fremden Menschengruppe zu sein. Ohne so ein „Barometer“ an meiner Seite ist jede neue Begegnung eine unglaubliche Mühe und ein mit Missverständnissen und Irritationen übersäter Kampfplatz.
Ohne gute Beziehungen und intakte Freundschaften hätte so manches in meinem Leben so anders kommen können. Ich ge-

be allerdings zu, dass Menschen mit Autismus Beziehungen oder Freundschaften etwas anders interpretieren und einordnen, als es für Nichtautisten üblich ist.
Aufgrund dessen, dass wir zu Beziehungen ein anderes Verhältnis oder eine andere Sichtweise zu haben scheinen, entstehen Missverständnisse und auch solche Klischees.
Wenn ich nun zurückblicke auf meine ersten Erfahrungen mit Menschen die nicht unmittelbar zu meiner Familie gehörten, dann waren das Erfahrungen mit Personen im Kindergarten und in der Schulzeit.
Der Kindergarten war kurz und schmerzhaft, aber eben aufgrund der Kürze ohne nennenswerte Bedeutung. Doch habe ich hier bereits erkannt, dass fremde Menschen unangenehme Empfindungen in mir auslösen. Und ich habe gelernt, mich mit Stille und Schweigen in mir selbst verstecken zu können, wenn es Not tat.

„Kindergarten"

Es sei nötig, erklärten meine Eltern, dass ich vor der Einschulung noch lerne, dass es auch andere Kinder gäbe. Dass ich meine Schüchternheit verlieren müsse, was immer das für mich bedeuten mochte.
Innerhalb der "Eingewöhnungszeit" in diesem Kindergarten blieb ich standhaft und stur.
Mir wurde versprochen, dass ich jeden Tag wieder abgeholt würde. Das dazwischenliegende Vakuum lernte ich zu füllen. Ich zählte die Fliesen im Flur. Der Linoleumboden hatte eine grünschwarze Maserung. Darin versteckten sich viele Figuren und Gesichter.

Genug Vorlagen für mein privates Kopfkino, mein eigener Geschichtenerzähler.

Dieser Boden war herrlich blank und glatt. Mein bevorzugter Aufenthalt war und ist noch heute der Boden.

Der Boden unter der Eckbank, auf dem Wohnzimmerteppich, auf dessen Muster ich meine geliebten Tierfiguren anordnen konnte.

Im Kindergarten saß ich auch meist auf dem Boden. Das unterschied mich bereits deutlich von den anderen Kindern. Die saßen nämlich auf kleinen Stühlen an Kindertischen.

Auf dem spiegelglatten Boden kniend, drehte ich mich immer wieder im Kreis. Dabei zählte ich immer wieder im Kopf von 1-10. Ich versuchte, während ich mich immer schneller drehte, die Augen offen zu halten. Es war ein herrliches Gefühl, wenn um mich herum alles zu flackern begann und die Farben sich vermischten.

Anschließend lag ich auf dem Rücken und genoss das lang andauernde Schwindelgefühl. Das machte ich zu Hause auch. Hier war allerdings der Boden viel glatter; besonders geeignet für Hochgeschwindigkeitsdrehen.

Eine Erzieherin sprach mich immer wieder an. Sie sagte, dass mir davon doch übel würde und bat mich damit aufzuhören.

Ich fand eine andere glatte Stelle im Waschraum, wo ich hoffte, dass sie das nicht sehen konnte. Wurde aber immer wieder herausgetragen und zu den anderen Kindern gesetzt. Beizeiten saß ich wieder auf dem Boden.

Nach ein paar Tagen des „Aussitzens“ dieser unangenehmen Situation „Kindergarten“ kam dann die Erlösung.

Ich sei nicht anpassungsfähig und es habe keinen Zweck.

„Das Kind spricht ja nicht und verweigert jedes Essen und Trinken.“ Man habe alles Erdenkliche versucht, mich in die Gruppe mit einzubeziehen. Ohne Erfolg. Ich durfte zu Hause bleiben.

In der Schule war es anders. Hier mussten mehr Erwartungen erfüllt werden. Die ersten Grundschuljahre erlebte ich mit regelmäßigem Krankheitsgefühl und manchmal mit Erbrechen im Klassenzimmer.

Zu den sozialen Verwirrungen kommt noch hinzu, dass in fremder Umgebung meine Sensorik auf „Achtsamkeit" steht. Ich habe keine Filterfunktion, um sensorische Reize einfach so auszublenden. Für gewöhnlich haben Menschen hier einen Filter im Gehirn, der zwischen „wichtig" und „unwichtig" unterscheidet. Das schützt sie vor Überreizung und Überladung.

Ich nehme immer alles auf. Daran habe ich mich gewöhnt. Aber unter Fremdbedingungen nehme ich natürlich noch einmal mehr auf.

So reizüberflutet, wie ein normaler Schulalltag nun einmal ist, sind soziale Verwirrungen und Irritationen viel schwerer zu verarbeiten und zu dekodieren.

Frau G., meine Klassenlehrerin in der 1.Klasse.

Frau G. war eine ältere Frau ... so alt wahrscheinlich, wie ich jetzt bin. Sie hatte schwarze Haare und immer so ein Kratzen in ihrer Stimme. Sie trug jeden Tag große, schwere Ketten um ihren Hals; mit vielen Steinen. Manche sahen aus, wie die aus meiner Murmelschachtel. Wenn sie zu mir kam, hatte ich furchtbare Angst.

Wenn sie sich über mein Heft beugte, stand sie hinter meinem Stuhl, sodass es mir zu eng und zu warm wurde

Immer berührten mich dabei leicht ihre schweren Ketten.

Sie war stark parfümiert ... ein schwerer, süßer Geruch. Es roch in etwa so, wie wenn meine Mutter Vanillepudding kochte. Meine

Mutter mag Vanillepudding … ich nicht. Erdbeeren sind toll. Aber die muss man nicht mit Vanillepudding terrorisieren, indem man den warmen Pudding darüber gießt.

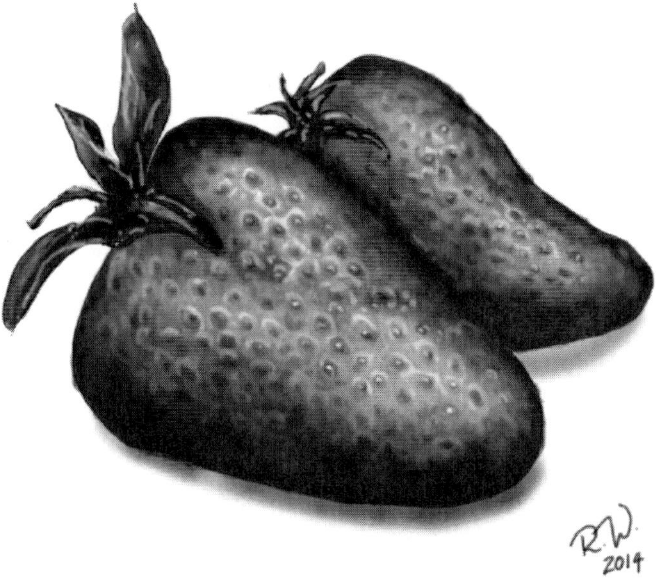

Erdbeeren versaut … erstickt unter Vanillepudding … eine Schande ist das. Vanillepudding und Vanillegerüche gehen einher mit dieser unangenehmen, übelkeitserregenden, leichten Berührung, die sobald ich diesen Geruch wahrnehme, noch immer Schwindel und Fluchttendenzen in mir auslösen.

Ich hätte, wäre ich ein Tier, sicher die Flucht ergriffen, sobald Frau G. auf mich zusteuerte.

Ich war aber kein Tier.

Ich war Schülerin der 1. Klasse und als solche hatte ich in der Bank zu sitzen.

Im Mittelgang ... links ... am dritten Tisch.
Frau G. sprach immer gleich laut.
Auch wenn sie bei mir stand, und sich somit ohrnah bei mir aufhielt, sprach sie nicht leiser, sondern ebenso laut, damit alle es hören konnten.
Na, bitteschön!
Aber zu all meiner Schande tat eben das nun auch noch in meinen Ohren weh.
Aber ich durfte mir nicht die Ohren zuhalten. Das hatte ich einmal gewagt und sie hat mir die Hände festgehalten, während sie sehr nah, mit rotgeschminkten Lippen und eben sehr vanillig auf mich ein redete.
Es gab in dieser 1. Klasse daraufhin dreimal eine unschöne Situation ... für uns beide.
Es war keine Absicht.
Mir wurde heiß und elend ... ich fühlte mich krank und nahm nur noch diese roten Lippen war, wie sie auf gingen und zu schwappten ... was sie sagte, ging durch mich durch ... es verrauschte und wurde sogar leiser irgendwie ... durch ein Rauschen überlagert, das in meinem Kopf entstand ... gar nicht unangenehm, wäre da nicht das elendige Krankheitsgefühl gewesen ...
Auch das Atmen wurde mit Vanille schwerer.
So erbrach ich mein Frühstück ... mitten auf den Tisch und auf dem Boden.
Es war keine Absicht. Es war alles peinlich genug.
Das hatte dann zur Folge, dass ich nach Hause gehen durfte. Was nur gerecht war.

Ich verstand meine Mitschüler meist nicht. Nicht ihre Art und nicht ihre Spiele. Die Späße waren dumm oder nicht witzig.

Meine Späße schienen sie wiederum nicht zu verstehen und so gab es wenige, oder nur sparsame Beziehungen.

Die wenigen aber benötigte ich so dringend, dass ich für sie alles hätte gegeben. Die wenigen nämlich brauchte ich nicht für meinen eigenen Zeitvertreib, dafür reichte ich mir vollkommen alleine. Dann versank ich in meinen „Kopfgeschichten". Dabei sollte mich sowieso keiner stören.

In diesen Kopfgeschichten, in meiner Gedanken – und Bilderwelt versunken, verbrachte ich jedenfalls etliche Schulstunden, vielleicht sogar die meisten. Aber ganz sicher habe ich nur wegen dieser Fähigkeit die Schulzeit überhaupt überlebt und einen größeren Schaden an mir verhindert,

Die wenigen Beziehungen benötigte ich zu meiner Sicherheit an meiner Seite, als Barometer, das mir anzeigt, wann eine Situation eine spaßige und wann sie eine ernste war. Wann und was es galt zu äußern oder wann man besser den Mund hielt. Ich kopierte mitunter sämtliche Verhaltensgewohnheiten einer jeden Mitschülerin, die sich eine Zeit lang „meine Freundin" nannte. Bis hin zum Dialekt, den ich in den Sommerferien annahm; ohne dies beeinflussen zu können. Bei der üblichen Frage, die im Zusammenhang mit einer Autismusdiagnose gestellt wird: „Hatten Sie Freunde?" antworte ich daher wahrheitsgemäß mit „Ja."

Ohne diese Begleiter hätte ich nämlich nicht die Schulzeit überstanden. Ob „meine Freunde" nun vergleichbar sind mit den Freunden und den Freundschaftserwartungen anderer Menschen, weiß ich nicht zu beurteilen. Es mag da unterschiedliche Auffassungen geben.

Je älter wir in unserem Klassenverband wurden, desto diffuser wurden mir die sozialen Regeln. Es schien nie wirklich etwas zu stimmen. Ich konnte nie sicher gehen, eine Bemerkung, einen Witz, eine Äußerung richtig verstanden zu haben. Meine Reaktionen und Antworten waren meistens für die anderen „der Brüller".

Ich hatte das Gefühl, ich passe nicht annähernd und niemals in das übliche Schema. Sie und ich wurden älter und immer verschiedener. Sie wurden älter in Dingen, in denen ich Kind blieb. Sie waren Kinder in meinen Augen, wo ich mich sehr erwachsen und abgeklärt fühlte.

Eine Schere, die auseinander ging, die ich heute noch so empfinde und auch an meinen ebenso betroffenen Kindern und deren Altersentsprechungen beobachtet habe.

Soziale Verwirrungen klären und nachfragen konnte ich bei wenigen. Die Mädchen waren heute freundlich und morgen alles andere als das.

Die Jungen meistens freundlich, aber in sozialen Verwirrungen schienen sie ungeeignete Übersetzer zu sein.

Jeder Tag war riskant und unberechenbar. Jeder Tag aufs Neue eine Anstrengung, Das Schlimmste waren Pausen oder Freistunden. Die größten Katastrophen aber waren Klassenfahrten. Regelmäßig war oder wurde ich dort krank. Die dauerhafte Anstrengung der sozialen Missverständnisse, die Anpassungsbemühungen, der fremde Ort, der fremde Rhythmus und keine Chance auf Rückzug brachten mich (so weiß ich heute) jeden Tag in Overloadzustände. Für die anderen sah es anders aus.

In ihren Augen war ich entweder krank, oder ich stellte mich an. Entweder war ich frech, oder blöd.

"Bitte helfen Sie mir", dachte ich so laut ich nur konnte.

„Mädchen, sprich oder spucke Buchstaben", forderte mich mein Lehrer auf, als ich völlig aufgelöst vor ihm stand und versuchte, bei ihm Hilfe zu bekommen.
Nichts lieber als das!
Aber ich hatte schon Mühe zu stehen und kämpfte nicht nur um mein Sprachvermögen, sondern auch um mein Standvermögen.
Kein Wort brachte ich zwischen dem Versuch, mein Weinen zu verhindern, hervor. Ich weiß nicht, was schlimmer ist, nicht sprechen oder nicht atmen zu können? Wenn man das Heulen unterdrücken will, gelingt auch das Sprechen nicht. Und bei all den Bemühungen um die richtige Koordination der Stimmbandmuskeln, des aufkommenden Schluck – und Würgereflexes, sowie des Atmens, ist der Transport einer sachlichen Information für mich dann unmöglich.
Ich solle mir Hilfe holen und es den Lehrern sagen, war der Rat meiner Familie. Ich solle mich wehren. Das sagten sie bereits seit Tagen.
Nun stand ich da, vor einer Person, von der ich möglicherweise auch Hilfe bekommen hätte, wäre ich in der Lage, mich ihr und meine Erlebnisse mitzuteilen.
Ich hatte wieder viel zu lange gewartet. Nun waren da so viele Bilder und schmerzhafte Erlebnisse, dass ich gar nicht wusste, was davon als wichtige Information überhaupt Worte benötigte.

Wieviele und welche Worte brauchte es, damit er dafür sorgte, dass sie aufhörten, mich zu treten und zu kneifen.
Er muss es doch sehen, dachte ich. Er kann doch sicher annähernd spüren, was mit mir passiert, wenn ich nur einfach nah genug bei ihm stehe.
„Helfen Sie mir!" Jedes der drei Worte schob ich mit Nachdruck aus mir heraus.
Ojeh, das klang aber fordernd und war deutlich jenseits einer höflich formulierten Bitte.
Dieser Lehrer war nun nicht gerade die erste Wahl bei meinem Versuch, mir endlich nach tagelangen Tritten, verbalen Beleidigungen und Kneifen zweier Mitschülerinnen Hilfe zu holen.
Es konnte aber nicht mehr aufgeschoben werden. Es war schier unmöglich, auf morgen zu hoffen, dass meine Klassenlehrerin die nötige Zeit für meine Not finden würde.
Sie hatten mir so weh getan und jeder nächste Tritt an die selbe Stelle würde mich dazu bringen, dass ich wild um mich biss und zuschlug.
Nur dieser Lehrer war da und er war keine Person, zu der ich so recht Vertrauen hatte.
Er war auch nicht der geduldigste Mensch und hatte sich des öfteren über meine viel zu direkte Art, über meine ständigen Launen und meinen notorisch missmutigen Gesichtsausdruck beschwert.
Nun war der verheulte Gesichtsausdruck sicher nicht besser, aber er machte doch zumindest deutlich, dass ich die Hilfe wirklich brauchte.
Ich war sicher, er wusste, was die mit mir machen. Es konnte gar nicht sein, dass er mich so anstarrte und durchdringend betrachtete, ohne mein aufgewühltes Innenleben zu sehen. Wozu sollte er sonst so lange auf mich herunter blicken.

Leider misslang mir die durchaus gewollte höfliche Betonung, mit der man eine Bitte unterstützen muss. Ohne diese höfliche Betonung, auch wenn sie wider der empfundenen Not und Dringlichkeit verwendet wird, hat man kaum Aussicht auf Erfolg.
So hatte ich mir mal wieder selbst eine Chance vermasselt.
Durch meine Art zu sein; durch meine andere Art.
„Der Ton macht die Musik, das habe ich Dir schon mal gesagt! Wenn Du also was von mir willst, dann nicht in dem falschen Ton – ist das klar!“
In den Autismuskriterien las ich u.a.:
„Auffällig ist die Mimik und Gestik. Sie wirkt oft unangemessen oder vermindert und unterstützt nicht die gemachte Aussage.“
So weiß ich nun heute, der nicht angemessene Gesichtsausdruck, zu wenig Blickkontakt, zu viele Worte oder zu wenige, die falsche Betonung und die unpassende Gestik, ein Lächeln zum falschen Zeitpunkt; all das werden die Ursachen gewesen sein, die meinen Mitmenschen und somit auch mir, die Missverständnisse eingebrockt haben.
Solche kommunikativen verbale und nonverbale Werkzeuge werden meist von neurotypischen Personen intuitiv eingesetzt. Autisten haben diese Intuition nicht. Darum ist es unsagbar schwer für Autisten, sich mit ihren Mitmenschen ohne Missverständnisse zu unterhalten und zu kommunizieren.
Es war nie meine Absicht oder der bewusste Einsatz unhöflicher oder ablehnender Verhaltensreaktionen, meine Lehrer oder meine Mitschüler mit meiner “unzulänglichen anderen Art zu sein” so herausfordernd zu konfrontieren.
Es war nie mein freier Wille. Es war einfach autismustypisch, und es hätte keinerlei negative Bedeutung gehabt, wäre es damals bekannt und akzeptiert gewesen.

Mein Gehirn

Wenn man sich nicht mitteilen und seine Bedürfnisse verständlich machen kann, erfindet der Körper eben Strategien, die ihm die nötigen Ressourcen sichern, die er unmittelbar zum Durchhalten braucht. Durchhalten wenigstens diese fünf Tage. Eine Fahrt in die Eifel von Montag bis Freitag.
Mit Erbrechen und starken Kopfschmerzen durfte ich ins Bett gehen. Mit Windpocken brauchte ich nicht an den allgemeinen Veranstaltungen, am Tagesprogramm, etc. teilnehmen. Ich war raus aus der Nummer, wenn ich nur genügend Symptome hatte. So wird Krankheit zum Mittel. Eine verlässliche Begleitung/Beziehung hätte ich benötigt. Die hätte es erleichtert und mit ihr hätte ich die Chance gehabt einige soziale Irritationen zu verstehen und möglicherweise zu umgehen. Was mir nicht aus der Intuition ersichtlich ist, versuche ich zu erfragen. Wenn ich einen Begleiter habe, dann erfrage ich Unverständliches bei ihm. Wenn ich keinen Begleiter habe, erkläre ich mir mit vielen Verwirrungen die undurchsichtigen Äußerungen, Erlebnisse, Beobachtungen sozialer Zwischenmenschlichkeiten eben selbst. Beides birgt Risiken. Kann man einer Begleitung, einer Person, an der man sich aus Not anhänglich orientiert, denn so bedingungslos trauen? Sind ihre Erklärungen denn allgemeingültig und entsprechen den moralischen, sozialen Standards? Natürlich nicht, sagten meine Eltern und erklärten mir, dass ich doch nicht immer wieder so hoffnungslos naiv und vorbehaltlos sein sollte. Vieles, was sie beunruhigt hätte, erzählte ich dann lieber gar nicht erst. Dass ich als 14-Jährige nach der Schule in der Wohnung alleine unter Panikattacken litt, konnte man mit Logik und Vernunft sowieso niemandem erklären. Es gab keine

Gründe für diese Angstzustände, die ich empfand, wenn ich in der großen Wohnung alleine war.
Also musste es an meinem verrückten Hirn liegen, das mir da Sichterscheinungen und Geräusche vorspielte, die es gar nicht gab. Solche Menschen, die etwas wahrnehmen, was nicht wahr ist, sind an Schizophrenie erkrankte Menschen, die man in einer Klinik behandeln muss, erklärte mein Vater.

Also verschwieg ich nach ein paar flüchtigen Versuchen hier mehr zu erfahren, was mit mir los sei. Ich verschwieg diese unangenehmen Empfindungen und Ängste aus Furcht, man gäbe mich in eine Anstalt.

In der Wohnung blieb ich aber auch nicht, sondern besuchte regelmäßig über viele Wochen eine Gruppe iranischer Studenten in ihrer Wohngemeinschaft. Dort machte ich meine Hausaufgaben, aß mit ihnen zu Mittag und kuschelte mich gerne zwischen ihnen auf ein Sofa und hörte denen einfach bei ihren fremdländischen Unterhaltungen und Diskussionen zu. Ich gehörte dazu und fühlte mich wohl. Keiner erwartete etwas von mir. Ich konnte sie ja nicht verstehen, also brauchte ich mir hier, bei Ihnen überhaupt keine Mühe zu geben. Ich wurde, wenn ich kam, wie selbstverständlich begrüßt und umarmt. Ich wurde sogar nach einiger Zeit erwartet, denn wenn ich kam, stand mein Lieblingsjoghurt und ein Gedeck an meinem Platz.

Meistens hatten sie mit dem gemeinsamen Essen auf mich gewartet. Ich war mir sicher, dass ich diese Besuche verheimlichen musste, denn immerhin war ich alt genug, um zu wissen, dass meine Eltern solche Besuche nie geduldet hätten. Natürlich aus Sorge, dass man mir dort etwas antun könnte. Niemals in der Zeit aber hat mich einer von ihnen genötigt oder auf eine sexuell belästigende Weise berührt. Ich war ihnen wohl eher ein Kind oder ein Hund. Aber ich war mir dort sehr sicher. Eines Tages war die Türe verschlossen und mit einem Klebesiegel versehen. Ich klopfte und trat verzweifelt dagegen, meine Freunde waren alle weg. Es roch in dem Flur nach den üblichen Gewürzen, mit dem das Mittagessen immer gewürzt wurde. Es roch nach dem Rasierwasser und es war so vertraut und doch alles anders. Ich saß lange verzweifelt in der Ecke des Flures und schlief ein, bis ein Nachbar kam, der ab und zu auch in der Studentenrunde saß. Er half mir umständlich in die Jacke und wischte mit einem nicht so ganz sauberen Taschentuch über mein Gesicht. Murmelte etwas von Polizei und Iran und Familie und ich weiß nicht mehr.

Er küsste mich auf beide Wangen, sagte: „Du bist ein liebes Mädchen, geh jetzt und komm nicht zurück."

Das tat ich auch nicht. Ich mied diese Straße bis heute und weiß bis heute nicht, was mit ihnen passiert ist.

Ich denke lieber nicht darüber nach und auch nicht darüber, was mir als 14-jährige in dieser Wohnung alles erspart geblieben ist. Was hätte mir dort durch meine Naivität so alles passieren können, wenn dies nicht so wunderbare Menschen mit guten Absichten gewesen wären?

Beziehungen oder Abhängigkeiten

Man benötigt Personen, die einem die sozialen Missverständnisse und Verwirrungen erklären, wenn man selbst nicht in der Lage ist, diese zu verstehen.
Für die meisten Menschen ist das zwischenmenschliche Umgehen kein großes Problem. Sie deuten diffuse Gesten und Augenblicke sicher und intuitiv. Für viele Autisten ist das nur mit kognitiver Leistung und selten treffsicher zu verstehen und zu deuten, was zwischenmenschlich untereinander geschieht.
Wer als Autist in diesen Momenten alleine auf sich gestellt ist, kommt sich mitunter vor, wie ein „dem Rudel Wölfen zum Fraß vorgeworfener Fleischbrocken“.
So oft wie ich auf Menschen („Freunde“) hereingefallen bin, mich deren Meinung vertrauend in Missverständnisse verstrickt habe, so oft bin ich ebenso mit meinen eigenen, auf Logik und Beobachtungen basierenden Erklärungen hereingefallen.
Das macht nicht unbedingt Mut, neue Menschen, neue Orte kennenzulernen. Oder mit Mut eine weiterführende Schule zu besuchen.
Nach der 10. Klasse besuchte ich die Fachoberschule für Gestaltung.
Aus meiner Schule nahmen wir zu Dritt an der Begabungsüberprüfung teil. Ich betete und hoffte, dass wir gemeinsam bestehen, oder wenn die beiden mir bekannten Personen nicht bestehen würden, dann sollte ich bitte, bitte ebenso durchfallen. Denn wie sollte ich, ohne diese bekannten Personen, neue Menschen kennenlernen?
Wie geht das?

Es kam anders. Ich musste doch tatsächlich ganz alleine, ohne eine mir vertraute Person, ohne ein bekanntes Gesicht nach den Sommerferien in eine neue, fremde Schule.
Diese Erkenntnis, nachdem mir die anderen mitteilten, die Aufnahmeprüfung nicht bestanden zu haben, verdarb mir natürlich die Freude über meinen positiven Aufnahmebescheid.
Ich heulte heimlich, denn dies offen zu tun, wäre auf Unverständnis gestoßen. Noch hatte ich sechs Wochen Sommerferien. Zeit genug, um mir das Schlimmste, was auf mich zukommen könnte, in vielen Varianten auszumalen.
In diesen Sommerferien stellte eine Mitschülerin aus meiner alten Klasse dann den Kontakt zu einem Jungen her, der bereits diese neue Schule absolviert hatte und der nun auf einen Studienplatz wartete.
Alex war älter als ich, 21 Jahre. Und Alex kannte sich aus. Er war überhaupt mit allem vertraut, was mir noch unklar und fremd war. Er erklärte mir, welche Lehrer ich zu erwarten hätte, und welche Fächer auf mich zu kämen.
Er wiederum stellte Kontakt her zu einem Mädchen, das die Klasse 12 wiederholen musste. Und damit war ich nicht mehr ganz so alleine an dieser Schule.
Ich besuchte Alex während der Sommerferien öfter, und er wurde mein erster Freund.
Meine Erlebnisse in der neuen Schule konnte ich ihm mitteilen, er begleitete mich sogar öfter und weil er so gesellig war und gerne von sich und seinen Erfahrungen erzählte, er der Wissende war, hingen ihm beizeiten meine neuen Mitschüler ebenso an den Lippen wie ich.
Ich hätte ihn zwar lieber unmittelbar direkt in der Schule an meiner Seite zur Orientierung gehabt, aber die Mitschüler wur-

den mir mehr und mehr vertraut. So ging es auch ohne ihn. Diese Freundschaft mit Alex brachte mich in eine Position, die ich zuvor nie hatte.
Ich gehörte zunehmend zu einem, nämlich „seinem“ festen Freundeskreis. Alle älter und von ganz anderer Art, als ich es von den Mitschülern gewohnt war, die ich jahrelang in meiner Hauptschulklasse erlebte.
Einige von ihnen studierten bereits in den verschiedensten Fachrichtungen und meine Unsicherheiten, Schüchternheit und Naivität wurde nicht ausschließlich verlacht, sondern ich erhielt ab und an wirklich brauchbare Erklärungen.
Das Ganze hatte nur auch ein paar kleine Haken.
Ich war offiziell Alex´ Freundin. Offiziell bedeutete dann auch, die regelmäßige Teilnahme an gemeinsamen Feiern, Partys und Besuche in Szenenkneipen, wo Studenten sich eben damals so aufhielten.
Manchmal gelangen mir Ausreden. Wenn nicht meine gewohnten Krankheiten/Symptome, wie Übelkeit und Migräne einen Rückzug genehmigten, dann ließ ich es über mich ergehen, zahlte also meinen Preis dafür, dass ich dazugehörte.
Diese Abende waren laut, eng, gefüllt mit vielen fremden Menschen und enorm anstrengend. Manchmal bekam ich währenddessen solche Kopfschmerzen, Schüttelfrost und Weinkrämpfe, dass dies nur mit meiner „empfindlichen, oder schwachen Konstitution“ von ihrer Seite aus erklärbar war.
Ich konnte mir das doch ebenso nicht erklären und hasste mich dafür, so wenig tauglich zu sein. Ich wusste nur, ich war doch eigentlich immer schon so und wusste nicht warum.
Ich hasste manchmal sogar diese Freundschaften, denn sie waren so anstrengend und verlangend, dass ich es kaum ertrug.

Vielfach war ich wirklich krank und fehlte an den Folgetagen in der Schule.
Dennoch machte ich dort recht gut meine Abschlussprüfung und nahm an der Begabungsüberprüfung (in Alex Fußstapfen folgend) an der Uni im Fachbereich Industrial-Design teil. Wiederum bestand nur ich alleine aus meiner Abschlussklasse und wurde aufgenommen.
Aber das war mir nun egal. Denn ich kannte bereits einige an dieser Uni, wenn auch in den höheren Semestern.
Ich hatte mittlerweile genug Begleiter gefunden. An ihnen brauchte ich mich nur zu orientieren.
Ohne aber wäre ich verloren gewesen, ich brauchte diesen Freund und manche seiner Freunde ebenso. Das war mir absolut bewusst, darüber gab es keine Zweifel.
Meine Eltern zogen zu dieser Zeit etwa 100 km weit in eine andere Stadt.
Ich blieb natürlich in meinem Studienort und bezog zwei winzige Dachzimmer über unserer alten Wohnung.
Die Wohnung wurde wieder neu vermietet. Es war unerträglich, an der „Elternwohnung“ vorbei zu müssen, Fremde dort zu wissen und dann alleine unter dem Dach zu hocken.
Kaum eine Nacht ertrug ich es dort. So einsam und verloren kam ich mir vor. Ich wagte kaum die Augen zu schließen. Die Stille kann so entsetzlich laut sein. Den eigenen Körper zu hören, ist wohl eine ungewöhnliche Art der Wahrnehmung. Den eigenen Körper zu hören und sich zu fürchten, dass beim Aufhören des mit gezählten Herztons auch das Leben beendet sein könnte, ist schon ein Anzeichen von Verrücktheit.

Es schlichen sich wieder die bekannten Ängste ein. Auch Stimmen hörte ich wieder und wusste doch genau, es war nur mein Gehirn, das mich belog.
Dann schlief ich jede Nacht bei Alex und wohnte quasi in seiner Wohnung.
Das forderte seinen nächsten Preis.
Mein dringendes Bedürfnis nach Rückzug und absoluter Ruhe, nach ungestörten Nächten, das hatte ich zuvor in meinem Elternhaus noch gehabt. Die Nächte, die wir damals zusammen verbrachten waren wenige, überschaubar und immerhin wegen unserer offiziellen Freundschaft in Ordnung. Sex gehörte nun einmal dazu. Da muss man dann eben durch, so sagte man es mir.
Aber nun war es nicht mehr in Ordnung. Ich war ja nie mehr allein. Keinen Tag, keine Stunde, keine Nacht.
Dafür war ich zwar „sicher" und nicht mehr einsam und verlassen, wie ich es in meiner Dachwohnung gewesen wäre, aber ich litt unglaublich unter dieser ständigen Verfügbarkeit meiner Person für ihn und für die anderen.
Soziale Überforderung ist etwas, was mir heute noch ungeheuer zu schaffen macht. Es können die liebsten Menschen sein. Wenn sie zu viel sind, sind sie eben zu viel.
Zudem verstand Alex überhaupt nicht, dass ich Sex nicht entspannend, sondern aufgrund meiner Hypersensibilität als weitere Belastung empfand.
Ich benötigte nach einer Reizüberflutung, nach Besuch und einem langen Unitag vielleicht eine ruhige und feste Umarmung. Ich hätte mich gerne an ihn gekuschelt und wäre mit ihm in einer engen Umarmung sicher und gehalten eingeschlafen. Aber er sah das anders. Seine Hände streichelten nach viel zu kurzer

Umarmung schnell und zügig hier und da an meinem Körper. Er zupfte an meinem Hemd und gleichzeitig an meiner Hose. Es war eine Überlastung taktiler, olfaktorischer und akustischer Art. Das einzige was mir überblieb, war die Augen fest zu schließen, um wenigstens das Visuelle auszublenden. Es hätten an die 20 Hände sein können – für meine bereits überstrapazierten Nerven alles eine weitere Belastung, die nur schmerzhaft war.

„Männer brauchen das aber", erklärte er mir. Keine wäre so wie ich und ich stelle mich an, sagte er.

Ich riskierte diese Partnerschaft, diese wichtige Begleitung, das wurde mir bewusst.

Ich bat um einen Kompromiss. Wenigstens verlässliche sexfreie Tage zu haben, damit es Abende gab, wo ich mit Sicherheit nicht Erwartungen erfüllen musste, nicht funktionieren musste. Er ließ sich auf wenige Tage ein. Ich hätte mehr benötigt. Ich hätte auch mehr benötigt, um ihn lieben zu lernen, denn ich nahm mehr und mehr wahr, wie sich alles in mir sträubte und ich gerne in der Lage gewesen wäre, ohne ihn zu leben.

Ich hätte ihn vielleicht lieben gelernt, wenn er mich an diesen freien Tagen trotzdem gehalten hätte, und in einer festen ruhigen Umarmung ich meine Ruhe hätte finden können.

„Das können Männer nicht", sagte er. Ich könne nicht erwarten, dass er mich fühlt, meinen Körper an seinem und dabei nichts empfindet.

Das erwartete ich doch nicht. Er könne doch etwas empfinden, etwa dasselbe wie ich. Eine warme, ruhige und sichere Umarmung, das wäre doch eine gute Empfindung, sagte ich.

Ich schien eine völlig verschiedene Spezies zu sein.

Da ich ja bekannterweise die „Falsche“ von uns und von allen war, gab ich mich mit seiner Ansicht zufrieden und glaubte weiterhin, mit mir stimme etwas nicht.
Ich versuchte also diverse Tricks, mich seinen Forderungen zu entziehen.
Schließlich war ich nicht in der Lage, ohne ihn oder ohne irgendjemanden zu leben.
Aus einer Beziehung wurde also eine Abhängigkeit.
Was für ein Dilemma! Was für ein hoher Preis, den ich zu zahlen hatte für Begleitung und eine gewisse Assistenz, um durch die sozialen Regeln des Unialltags und dieser Gesellschaft zu kommen.
Warum nur war ich so anders? Was an mir war nicht richtig, dass ich mich einfach überall falsch fühlte?

Flucht in die Magersucht ist auch keine Lösung

Warum nur war ich so anders? Was an mir war nicht richtig, dass ich mich einfach überall falsch fühlte?“

Hierauf eine Antwort zu finden, wagte ich gar nicht erst zu hoffen. Dennoch grübelte ich immerzu, warum ich mich in so vielen Dingen von den anderen offensichtlich unterschied. Ich empfand diese Unterschiede in vielen Bereichen, ohne sie jedoch deutlicher eingrenzen und benennen zu können.

Noch heute ist es nicht einfach für mich, meine Empfindungen, die eben hier mitunter ausschließlich in Bildern und Emotionen abgespeichert sind, mit Worten zu beschreiben.

„Ich denke in Bildern“

Unmittelbar im Zusammenhang mit der Diagnose meines Sohnes 2009 befasste ich mich intensiv mit dem Thema Autismus.

Ich las viele Fachbücher und recherchierte im Internet. Die wirklich hilfreichen Hinweise und Erkenntnisse, das tiefere Verständnis, was es für uns und auch für mich bedeutete, erschloss sich vor allem durch die autobiographischen Innenansichten und Erlebnisschilderungen einiger Betroffener. Wer zu dem Thema Autismus recherchiert, wird natürlich auch an Temple Grandins Texten nicht vorbeigehen.

Als ich ihren Text las, in dem sie erklärte, wie ihre Denkstrukturen arbeiten, war ich sehr aufgeregt und irritiert zugleich. Sie beschreibt ihren Denkprozess als ein in Bildern ablaufender Vorgang.

Ist das typisch für Autisten?
Dachte ich doch bis dahin, alle Menschen denken so wie ich; eben in Bildern. Ich wäre nie darauf gekommen, dass es etwas anderes gibt, als ein Denken in Bildern. Es ist mir ein Rätsel, dass es anscheinend für die meisten Menschen möglich ist, direkt und ohne mühsame Übersetzungsprozesse ihre Gedankenbilder, ihre Gefühle und Empfindungen sofort und ohne Verzögerung in Begriffe und Worte umzuwandeln und diese dann auch äußern zu können.
Seit meiner Kindheit suche ich eigentlich nach den richtigen und passenden Worten für die Bilder und Gedanken in meinem Kopf.
Etwa bis zu meinem sechsten Lebensjahr und teilweise noch darüber hinaus war ich mutistisch. Ich sprach fast ausschließlich mit meinen engsten Bezugspersonen. Und selbst hier erinnere ich mich an Situationen, in denen ich komplexe Mitteilungen hätte machen wollen, sie aber nicht aus mir heraus transportieren konnte. Mir war nicht klar, dass dazu immer unmittelbar gesprochene Worte benötigt wurden.
Es sind aber oft zu viele und es ist immer eine Flut von Sinneseindrücken, die nach außen drängt.
Wenn man Menschenmassen in Panik beobachtet, wie sie alle zu einem Ausgang drängeln, dann ist das etwa das Bild, was ich von meinen Gedanken und Bildern im Kopf habe. Diese zu Worte geformt, versuchen dann durch meinen Mund nach außen durchzudringen.
Da muss man mit Verzögerungen rechnen, das funktioniert nicht immer gleich flüssig und sortiert. Und wenn es zu aufregenden Situationen kommt oder mit emotionaler Belastung einhergeht, dann bin ich absolut sprachblockiert.

Viele neurotypische Personen denken schnell und sofort in Begriffen und haben gleich Worte und begriffliche Beschreibungen für komplexe Gefühle und Erlebtes parat.
Ihre Mitteilungen gelingen dann mit dem Transportsystem "Sprache" sofort ins Außen und sind für andere Menschen, die diese Sprache verstehen, verständlich und nachvollziehbar.
Diese Unterscheidung halte ich für ein wichtiges Merkmal unserer mitunter so unterschiedlichen Wahrnehmung und den daraus resultierenden Kommunikationsstörungen.
Ich kann es lediglich mit den einzelnen Geschichten versuchen zu erklären.

Natürlich gab ich mir Mühe, die Beziehung zwischen Alex und mir aufrecht zu erhalten. Schließlich war mir ja seine Freundschaft und die damit sichergestellte Begleitung durch mein Studium wichtig.
Das hört sich nun im Nachhinein berechnend an. Mir war aber zu dieser Zeit wirklich nicht bewusst, dass ich aus diesen Gründen mit ihm so lange zusammenblieb. Er war doch halt mein Freund und ich glaubte darum, ihn zu lieben.
Das ich ihn mochte, ist ohne Frage.
Aufgrund der zunehmenden Belastung und der sozialen Anforderungen, die der Alltag und unsere anstrengende Beziehung mit sich brachten, geriet ich von einer Krise in die nächste.
Mir war selbst bewusst, dass ich hier überfordert war. Schließlich bemerkte ich, dass ich mich nach einem eigenen Zimmer sehnte, nach Ruhe und Alleinsein. An manchen Tagen hätte ich mich eben mal ganz alleine gebraucht. Ich bemerkte auch, dass ich mich immer stärker in meine eigenen „Kopfgeschichten" und Grübeleien verkroch, so wie ich es immer während der

Schulzeit getan habe und auch heute noch praktiziere, wenn das Außen an Anforderungen mir zu viel wird. In meine Kopfgeschichten lasse ich meine Mitmenschen selten hinein. Dieser Bereich ist ausschließlich mir zugänglich. Der einzige Ort, der nur mir gehört und den ich nicht bereit bin zu teilen.

Dieser Rückzugsort ist auch wohl in dieser Zeit meine Rettung gewesen, die Möglichkeit, meine reduzierten Ressourcen zu wahren. Dazu blieb ich immer häufiger alleine zu Hause und verbrachte wirklich Stunden in einer Ecke sitzend, auf dem Boden hockend, so Woche für Woche. Ich aß kaum etwas und verlor auch irgendwie das Verhältnis zur Zeit.

Das Verhalten meinerseits wurde bereits von Alex und Freunden angesprochen. Meine Ausreden wurden immer unglaubwürdiger. Immer häufiger fühlte ich mich sehr krank, litt unter ständigen Kopfschmerzen und konnte an manchen Tagen vor Schwäche und Schwindel kaum laufen. Einige Male fuhren mich Freunde zum Arzt. Aus der heutigen Sicht würde ich sagen, dass ich in eine tiefe Depression geraten war. Schließlich ließ sich auch der deutliche Gewichtsverlust nicht mehr vor meinen Freunden verbergen. Vor Alex natürlich auch nicht.

Er versuchte, mich zum Essen und natürlich zur Aktivität zu nötigen. Beides waren wiederum weitere Forderungen an mich und führten wieder dazu, dass ich mich glaubte abschotten und verkriechen zu müssen. Als er sagte, dass er keine Lust hätte auf eine Freundin, an der nichts mehr dran wäre, was nach einer Frau aussehe, dachte er wahrscheinlich, er hätte ein vernünftiges Argument gefunden, das mich dazu brächte, wieder zuzunehmen. Für mich aber war das genau die Chance, mich für ihn unzugänglich und sexuell unattraktiv zu machen. Zumindest

glaubte ich, wäre sein Interesse damit, mit mir schlafen zu wollen, erloschen.
Das war aber leider doch nicht so. Ich war noch nicht dünn genug.
Als Gerd eines abends mit mir alleine war, sprach er ohne Zögern seine Befürchtung aus: „Du bist magersüchtig, ich finde du musst zu einem Arzt."
Es war zwecklos zu leugnen, dass es mir nicht gut ging. Es war zwecklos zu leugnen, dass ich Gewicht verloren hatte. Auch bei meinen Eltern gab es die selben Vermutungen und ich scheute mich vor Besuchen, weil ich diese Art Gespräche meiden wollte. Ich unterhielt mich lange mit Gerd und er hörte geduldig zu. Seiner Meinung nach konnte ich in dieser Beziehung, so wie sie sich für mich darstellte, nicht länger bleiben.
Wie konnte er so etwas sagen? Er war doch aus Alex´ Semester und somit Alex´ Freund. Nun sprach er sich gegen ihn aus? Wie ein Verräter fühlte ich mich nun. Ich hatte schlecht über Alex gesprochen, mit der Folge, dass sein Freund ihn nun ganz anders sah.
Und wenn ich Alex nicht mehr hätte, könne ich mich gleich vergraben, dachte ich. Ich weinte und sagte ihm, dass ich aber dann doch ganz alleine wäre, denn alle meine Freunde seien ja Alex´ Freunde.
Er wäre aber nicht nur wegen Alex mit uns befreundet, sondern vor allem auch wegen mir und könne sich das „Elend" (er meinte mich damit) nicht mehr länger mit ansehen. Ich würde weder ihn, noch Thomas, noch Karo, usw. verlieren. Sie alle machten sich bereits Sorgen und würden mir auch bei einem Auszug und bei allem, was danach käme helfen.

Meine Zuneigung und Liebe zu meinen Freunden fühlte ich intensiv. Aber ich vermochte nicht in umgekehrter Richtung ein ähnlich intensives Gefühl einer Erwiderung zu erkennen.
Meine Gefühle für Personen sind aufrichtig und ausfüllend. Leider ist dieses Gefühl nur in die eine Richtung, auf eine Person hin für mich präsent. Der eventuelle Rückweg solcher Gefühle eines anderen Menschen für mich ist nicht oder kaum fühlbar. Damit dann auch oft nicht glaubhaft und vielleicht in meinen Augen sogar nicht vorhanden.
Dann blieb zu allem Übel meine Periode aus und nun, so glaubte ich wäre „es“ passiert. Eine Abtreibung hatten „wir“ ja bereits hinter uns. „Ich bin wieder schwanger“, sagte ich zu Alex und ihm fiel nichts besseres ein, als zu sagen, dass viele Frauen mindestens eine Abtreibung in ihrem Leben hinter sich hätten. Eine zweite wäre nun auch nicht das Drama.
Nicht, dass ich mir oder uns ein Kind zugetraut hätte. Nicht dass ich nicht panisch und verzweifelt wünschte, es sei nur eine Verzögerung. Diese Aussage, die Alex da machte, aber war der entscheidende Hinweis, dass er sich lediglich an mir bediente. Dass er eine eventuelle Konsequenz einer intimen Beziehung und ein „Zu-mir-Stehen“ nie ernsthaft in Erwägung gezogen hatte. Das war dann doch auch erschütternd, enttäuschend und irgendwie verletzend. Ich ging also in den nächsten Tagen alleine zu einem Gynäkologen.
Ich fürchtete mich so sehr vor einer Bestätigung meiner Befürchtung. Außerdem fürchtete ich mich davor, ihm dann zu sagen, dass ich das Kind gar nicht haben konnte.
Es war ein älterer Arzt, der sofort in einem väterlichen Ton, freundlich aber bestimmend sagte: „Du gehst da erst mal auf

die Waage." Bei einer Größe von 164 cm wog ich nun 45 Kilogramm.
„Ihre Waage geht nicht richtig", wagte ich einen Versuch. „meine zu Hause hat 2 Kilo mehr angezeigt."
Er sagte nichts, sondern schaute mich viel zu lange und durchdringend an, sodass es mir sehr unangenehm war und ich den Kopf senkte, damit er nicht in mein Gesicht sehen konnte. Nachdem er einige Notizen machte, deutete er zu dem Untersuchungsstuhl.
„Nein, schwanger bist du nicht", sagte er.
„Oh, Gott sei Dank", dachte ich, aber warum guckte der denn so?
„Bei einem solchen Gewicht, bleibt die Periode einfach aus", erklärte er. „Dein Körper weiß selbst nur allzu gut, dass er in dem Zustand, in den du dich da gehungert hast, gar kein Kind austragen kann. Seit wann geht das schon so?"
Ich weiß nicht mehr die genaueren Fragen, die sich an diese erste unangenehme Frage anschloss. Jedenfalls hatte ich am Ende einen Brief für meinen Hausarzt in der Hand.
Dr. Sch. kannte mich bereits ziemlich lange und in den letzten Monaten intensiver durch einige meiner Zusammenbrüche. Auch die Gewichtsreduzierung war ihm beim letzten Besuch nicht entgangen. Er nahm sich für das Lesen des Briefes erstaunlich viel Zeit; unangenehm viel Zeit.

Auf seinem Schreibtisch stand ein Drahtmännchen, welches an einem Metallbarren turnte. Damit spielte ich nun, ließ es Purzelbäume schlagen und schielte besorgt und gespannt zwischendurch immer wieder hoch zu seinem Gesicht.

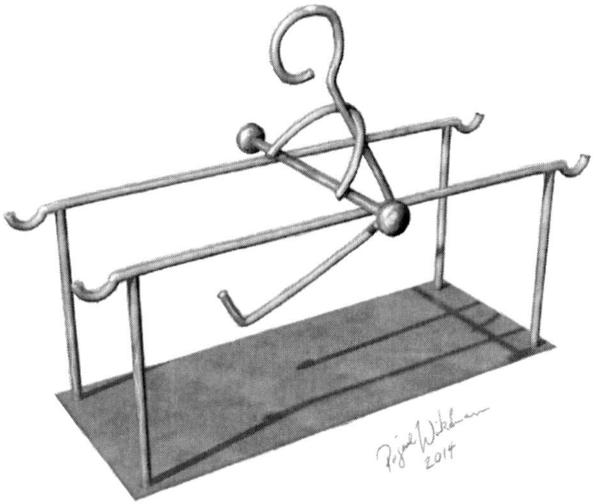

Schließlich räusperte er sich und schaute noch in seine eigenen Unterlagen.

„Sooooo ... Regine, unter uns Katholiken, jetzt sagst Du mir, was da alles los ist!"

„Oh, ich bin gar nicht katholisch, sagte ich erschrocken, „sollte ich katholisch sein, wenn ich von Ihnen behandelt werden will?"

„Wortwörtliches Verstehen" ist so eine peinliche Auffälligkeit, die mir immer wieder passiert, wo Personen dann bemerken, dass ich z.T. ein wohl anderes Gedankenkonzept habe, als sie selbst.

Meine Verarbeitungszeit, vor allem in stressbesetzten Situationen ist nicht schnell genug, um aus dem Bilderdenken direkt auf die Bedeutung der Begriffe zu schließen.

„Das ist doch nur so ein Ausdruck, ... wie jetzt mal ´unter uns` ... sonst nichts," sagte er grinsend und zählte dann, in seine

Kartei schauend, meine letzten Besuche bei ihm auf. Ich hatte diesen Ausdruck so noch nie gehört. Hätte ich ihn gekannt, hätte ich mich auch nicht so kindisch und blöd angestellt. Er brauchte auch gar nicht alle Besuche und Gründe aufzählen, ich war ja schließlich bei all diesen Besuchen persönlich anwesend gewesen. Als ich das leise sagte, unterbrach er nicht, sondern schien mich einfach zu ignorieren.

Hinter den einzelnen Episoden machte er eine Pause, als erwartete er von mir jeweils eine erklärende Ergänzung.

Die aber sparte ich mir, denn die Gründe meiner Anwesenheit, kannte er ja nun wiederum ... schließlich war er ebenso jedesmal anwesend.

Dann ergoss sich seine Rede über mich: So ginge es nicht weiter, blablabla ... und wenn ich seine Tochter wäre. Auch sagte er, dass ich ihm für das eine zu jung und für eine andere Sache aber wiederum „alt genug“ sei. Er sprach von Hilfe und von Verantwortung, von „nicht gesund“ und „nicht normal.“

Während des Redens füllte er eine Überweisung zum Neurologen aus, die er mir hinschob, und eine Karte mit der Adresse.

Für die genauere Wiedergabe seiner Rede, bin ich gedanklich viel zu früh ausgestiegen. Meine Aufmerksamkeit richtete sich nämlich nur darauf, dass er doch hoffentlich nicht vor hatte, irgendetwas an meinem Kopf, meinem komischen Gehirn reparieren zu lassen. Davor hatte ich panische Angst.

„Rechenoperationen“

Als ich etwa in der 6. Klasse war, beschlossen meine Eltern mich wegen meiner Matheschwäche in einer Nachhilfeschule anzumelden.

Diese war ein Institut mitten in der City. Ein Dr. Rensch leitete es und über verschiedene Etagen gab es Räume, in denen Schüler am Nachmittag Förderung erhielten.

Jeden Tag, außer freitags, hatte ich um 15 Uhr mit meinem Ranzen dort zu erscheinen, um dort meine Hausaufgaben zu machen und Matheaufgaben zu lösen.

Dr. Rensch war ein älterer, großer Mann. Weshalb dieser „Arzt“ nun lieber Mathehausaufgaben machte, anstatt Menschen mit Blinddarmentzündung oder Ähnlichem zu operieren, hätte ich gerne von ihm gewusst.

Das fragte ich nicht, sondern erklärte mir den Grund selbst. Vielleicht durfte er nun nicht weiter ein Doktor sein, weil bei ihm zu viele Menschen auf dem OP-Tisch verstorben waren. „Das wird es gewesen sein“, dachte ich und darum war er auch so griesgrämig und meist übel gelaunt.

An einem Tag waren alle bereits gegangen, nur ich durfte nicht ohne meine letzte Aufgabe gemacht zu haben nach Hause gehen.

Während ich verzweifelt die Lösungen riet, lief er auf und ab. Ich versuchte nicht zu heulen, aber es war zwecklos. Irgendwann ging er Richtung Tür und Waschbecken des Zimmers, dort hing ein graues Telefon an der Wand. Er wählte und konnte sich so innerhalb des Hauses mit anderen Lehrern unterhalten.

„Ja, Rensch hier, gib mal Dr. Soundso…“

„Jetzt bin ich dran“, dachte ich, „jetzt kommt noch einer und die machen was mit mir.“

„Ja, ich hab hier die Schülerin, von der ich dir erzählte. Komm mal bitte runter."

Ein etwas jüngerer Mann kam in das Zimmer und die beiden sprachen kurz zusammen. Dann schaute er mich an und fragte mich überraschend „1×1 – schnell!"

Ich sagte ohne zu zögern ebenso prompt „2" und wusste doch sofort, das war falsch.

Dann unterhielten sie sich wieder und es fiel das Wort „Rechenoperationen."

Jetzt hielt mich nichts mehr auf meinem Stuhl. Ich sprang panisch auf, riss zwei Stühle um, weil sich meine Jacke daran verfing; und als der jüngere Doktor auf mich zu lief, mit ausgebreiteten Armen, sprang ich ohne Jacke über einen Tisch zur Tür, die Treppe hinunter, durch die gläserne große Haustür, zwischen den vielen Fußgängern hindurch, die ganze Fußgängerzone entlang. Ich rannte noch als ich aus der Stadt in die Wohngebiete kam – bis nach Hause.

Zu Hause bemerkte ich, dass mein Ranzen und ja auch meine Jacke fehlte; und als meine Mutter sagte, dass ich das aber brauche und es noch holen sollte, da brach ich laut heulend in ihren Armen zusammen. Niemals, niemals mehr ginge ich da hin, die wollten an meinem Gehirn was operieren, die wollten versuchen, ob man da was schneiden und ob ich dann besser rechnen kann.

Ich muss sie sehr beeindruckt haben, denn ich brauchte nie wieder dort hin. Wie nun mein Ranzen und meine Jacke wieder zu mir kamen, das weiß ich nicht.

Bleibt in meiner Nähe, ...
... wenn ich allein sein muss

Es wäre mir wohl kaum ohne die Hilfe, den Zuspruch und die ständige Rückversicherung meiner Freunde gelungen eine eigene Wohnung zu suchen und den entscheidenden Schritt zu wagen, mich aus dieser Beziehung zurückzuziehen.
Die wiederholte Frage, ob sie mich auch wirklich nicht alleine ließen, wenn ich nicht mehr mit Alex in einer Wohnung, sondern in einer eigenen und ganz alleine leben würde, wurde immer wieder bejaht.
Trotzdem musste ich ständig erneut dasselbe fragen, aber erhielt erstaunlicherweise von ihnen die wiederkehrende beruhigende Aussage; obwohl ich ihnen sicher bereits tüchtig damit auf die Nerven fiel.
Vor einer Isolation hatte ich furchtbare Angst. Mir war nämlich absolut bewusst, dass ich ohne Begleiter weder an jedem Tag die Kraft aufbrachte, den üblichen Rhythmus und die Termine der Uni wahrzunehmen, noch dass ich es schaffen würde, regelmäßig alleine Einkäufe und damit meine Versorgung zu sichern. Ich wusste, dass ich an einigen Tagen die Wohnung nicht einmal verlassen würde, um den Briefkasten zu öffnen.
Aber ich wusste einfach nicht wieso.
Es wäre mir nicht eingefallen, hier die anderen über meine „Untauglichkeit“ zu informieren. Sie hätten es sicher nicht verstanden; eine vernünftige Erklärung dafür hätte ich auch nicht geben können.
Der Umzug war mit den wenigen Dingen, die ich besaß, auch schnell erledigt. Die erste Nacht war fast schlaflos. Die Wohnung lag im ersten Stock eines Hauses in der Einkaufszone der

Innenstadt. Die Geräusche waren mir fremd und es hielten sich viele Menschen in der Nacht draußen auf. Ihre Unterhaltungen konnte ich Wort für Wort verstehen. Ich lag mit offenen Augen an die Decke starrend auf meinem Bett. Lichter wanderten über Wand und Zimmerdecke, die von den Scheinwerfern vorbeifahrender Autos stammten. Da ich das Fenster wegen der stickigen Sommerluft geöffnet halten musste, roch ich sogar die Personen, die auf der Straße rauchten, parfümiert waren oder mit Essen aus dem Schnellimbiss kamen.
Wie sollte ich hier Ruhe und Schlaf finden? Wie sollte ich hier so alleine überhaupt leben können? Wie sollte ich denn morgen in die Uni kommen, welcher Tag war überhaupt morgen?
Wie sollte es denn mit mir weitergehen, und wenn ich nun nicht regelmäßig in die Uni gehen würde, dann würden meine Freunde am Ende mich doch vergessen und nicht mehr wiedererkennen.
Ich steigerte mich in die düstersten Gedanken und ermahnte mich selbst, gefälligst ruhig zu atmen und keine Panik aufkommen zu lassen. Meine Furcht hatte mich trotzdem so im Griff, dass ich vorsorglich aufstand, mich anzog und anstatt auf dem Bett, mich in den Flur auf den Teppich legte. Für alle Fälle wollte ich fluchtbereit bleiben. Vor was ich genau glaubte fliehen zu müssen, kann ich nicht sagen, aber diese Tendenzen, in ausweglosen Situationen weglaufen oder wegfahren zu wollen, ohne ein sinnvolles Ziel zu kennen, habe ich noch heute hin und wieder.
Im Flur auf dem Boden lag ich nun und nahm wahr, dass es bereits draußen wieder heller wurde. So muss ich dann doch eingeschlafen sein, denn ich schreckte hoch, als es klingelte.

Mein Herz klopfte bis in den Hals und ich traute mich nicht den Türdrücker zu betätigen. „Was, wenn es eine fremde Person ist?“, dachte ich. „Was könnte die wollen? Vielleicht der Vermieter, der sehen will, ob ich nun eingezogen bin. Oder ein Nachbar, der sich beschweren will, weil ich nach dem Umzug noch nicht das Treppenhaus geputzt habe.“
„Du musst unbedingt, nachdem du den Umzug erledigt hast, das Treppenhaus putzen“, hatte meine Mutter gesagt. „Bei einem Umzug mit all den Sachen, die man da durchs Haus schleppt, gibt es Dreck und den musst du dann schnell weg machen, sonst gibt es Ärger“, hatte sie gesagt.
Es schellte nochmal und nochmal, laut und schrill, so dass ich doch öffnen musste.
Karo und Gerd standen mit frischen Brötchen und einer Einkaufstüte vor der Tür.

Wie ich denn geschlafen habe, fragten sie und drückten mir gleich den Kaffee in die Hand. Wo ist denn die Kaffeemaschine?“, fragte Gerd und wie ich denn das Regal aufstellen wollte.
Wir hatten ein sorgloses Frühstück und ich erzählte ihnen nichts von meiner Nacht, die ich zur Hälfte im Flur verbracht hatte.
Meine Sorge war vorüber und eigentlich gab es auch keinen Grund dazu. Es half mir zu wissen, dass wir doch auch unseren gemeinsamen Arbeitsraum hatten, in den ich jederzeit, wenn ich es alleine in der Wohnung nicht mehr aushielt, gehen konnte. Diesen Arbeitsraum hatten wir zu 6 Studenten angemietet, er war unser fester Treffpunkt seit über einem Jahr in unmittelbarer Nähe zur Uni. Hier war immer einer von uns. Und wenn

nicht, dann dauerte es ja nie allzu lange, bis jemand kam. Karo, Gerd, Thomas, Karin, ich und ja ... natürlich auch Alex.

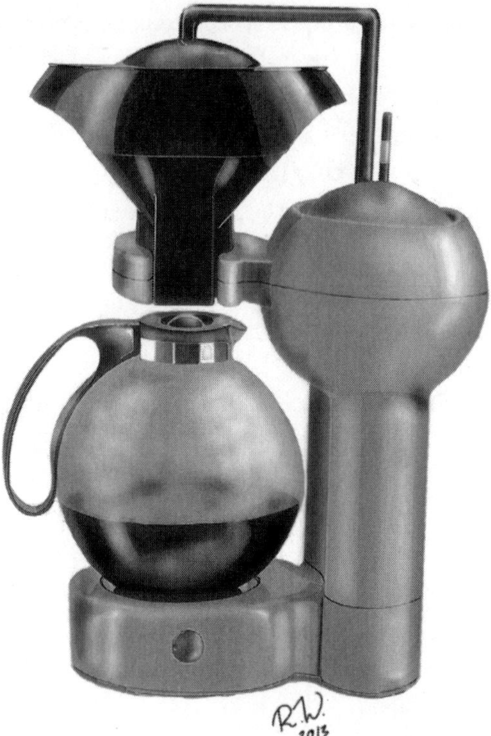

Meinen R4, den mir meine Eltern kauften, damit ich zwischen Studienort und ihrem Wohnort beweglich und frei war, fuhr bislang ausschließlich Alex.
Damit verlernte ich bald nach unserem gemeinsam gemachten Führerschein die Fahrpraxis. Nun bestanden meine Eltern aber darauf, dass ich nach meinem Auszug unserer gemeinsamen Wohnung, das Auto zu meiner Verfügung hatte und somit ge-

hörte mir nun das Auto, was mir immerhin in meiner Vorstellung enorme Freiheit und uneingeschränkte Beweglichkeit bot. Ich hatte also alles, was ich mir doch selbst vor einiger Zeit wünschte.

Ich hatte meinen Rückzugsort, konnte aber ebenso gut die Gesellschaft meiner Freunde dem Alleinsein vorziehen, wenn aus Alleinsein plötzlich doch Einsamkeit wurde.

Mit diesen Gedanken versuchte ich mich immer wieder in den nächsten Tagen aus den mich anfliegenden Angstzuständen zu holen. Ich sagte mir, dass ich mich an diesen Zustand halt noch gewöhnen müsse.

Aus den Tagen wurden aber Wochen und ich gewöhnte mich immer noch nicht daran. Es war anstrengend aber notwendig, so oft es mir eben möglich war, die meisten Stunden in der Uni oder in unserem Arbeitsraum zu verbringen. In meiner Wohnung nämlich aß ich nicht, schlief kaum und saß dort nur, starrte vor mich hin und benutzte diesen Ort lediglich um mich zu duschen und meine Kleidung zu wechseln.

Meinen Schlaf fand ich auf einem Sofa in unserem Arbeitsraum, wenn ich wusste, die anderen waren in meiner Nähe.

Sobald ich mich morgens geduscht und angezogen hatte, verließ ich also zügig, ohne gefrühstückt zu haben, die Wohnung. Ich vermied jeden Kontakt zu den Nachbarn, denn ich hätte kaum gewusst, wie ich mich ihnen gegenüber angemessen verhalten sollte oder welche Art Gespräche ich zu bedienen hätte. Wenn ich die Wohnung verließ, achtete ich darauf, dass kein verdächtiges Geräusch im Treppenhaus auf eine andere Person hinwies, die ich dann hätte grüßen, oder schlimmer noch, ihr Fragen beantworten müssen.

Irgendwann beschlossen meine Freunde, dass wir reihum, zweimal in der Woche abends gemeinsam bei einem von uns zusammen kamen, dort gemeinsam kochten und zusammen aßen. Das wurde absolut verbindlich und verlässlich auch für lange Zeit beibehalten. Nicht immer nahmen alle daran teil, aber Karo, Gerd und Karin fehlten so gut wie nie.
Ich habe den Verdacht, dass diese Regelung auch aufgrund der ihnen deutlich gewordenen Versorgungsnot meinerseits eingeführt wurde. Gelegentlich schlief ich bei Karin. Manchmal auch in unserem Arbeitsraum.
Für mich waren diese drei Personen die wichtigsten Menschen während dieser Zeit. Und Thomas natürlich. Er war einer der beiden Schreinermeister, die als Hochschulangestellte in der Modellbauwerkstatt arbeiteten.
Wenn ich in der Uni war, klebte ich an Thomas und wich ihm kaum von der Seite. Er war 13 Jahre älter als ich und hatte alleine durch den Altersvorsprung in meinen Augen absolute Führungsqualität und Vorbildfunktion für mich.
Alles hatte ich zuvor mit Alex gemeinsam gemacht. Nun suchte ich mir in jedem Bereich einen festen Begleiter, dem ich anhänglich wie ein Hund folgte. Ich machte Pause, wenn Thomas Pause machte. Wenn er zur Mensa ging, ging ich mit ihm. Wenn er Material besorgte oder andere Dinge außerhalb der Werkstatt zu tun hatte, setzte ich mich irgendwo hin, wo ich ganz alleine war und wartete, bis er zurück kam.
In dem Unigelände gab es einen begrünten Innenhof.
Meistens zog ich mich dann für diese Zeit dahin zurück. Ich war dort immer alleine, nur Thomas kam mich dort abholen, wenn er zurück war oder mich suchte. Es war eigentlich Thomas´ Hof, bzw. der seiner Schildkröten.

Er hatte dort zwei große griechische Landschildkröten, die durch die Wiese krochen und so oft wie möglich, frisches Obst und Gemüse von mir bekamen. Ich legte mich manchmal neben sie ins Gras, zeichnete sie in allen möglichen Positionen und genoss diesen ruhigen Ort als „meinen Rückzugsort“.

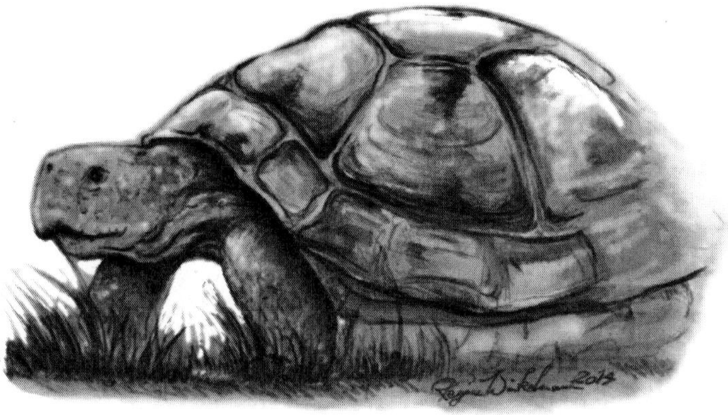

... seid einfach ehrlich!

Wenn Thomas mit mir alleine war, waren wir Freunde. Im Beisein anderer Studenten machte er sich aber über meine naive Art, über meine Unsicherheit und Unselbstständigkeit lustig. Das war verletzend, vor allem aber irritierend. Ich verstand nicht, wieso ein und der selbe Mensch, der mich noch vor wenigen Minuten umarmte, mir lustige Geschichten und Erlebnisse erzählte, in Kürze mich so unangenehm bloßstellte.

Ich wusste selbst, dass ich in den Augen vieler Mitstudenten sehr kindlich und naiv war. Ich versuchte ja auch mir Mühe zu geben, mich anzupassen, worauf es aber genau dabei ankam, dass ich solche kindliche und unerwachsene Attribute mit mir herumschleppte, das wusste ich eben nicht genau.
Aber es gab trotzdem Personen, die anscheinend nicht ungerne mit mir zusammen waren oder mit mir zusammen arbeiteten. Auch nach der Trennung von Alex; oder sogar von da an noch deutlicher für mich. Denn zuvor glaubte ich, sie seien nur seinetwegen da.
Ich bemühte mich auch sehr, bei Unterhaltungen nicht aufzufallen, mich angepasst zu verhalten und mir meine Unsicherheiten nicht anmerken zu lassen.
Das war anstrengend und belastend. Eine andere Wahl aber hatte ich nicht.
In der Uni hatte ich nun einmal nicht immer Karo, Gerd oder Karin an meiner Seite. Die belegten Kurse waren nicht immer identisch. Meine Aufgaben, selbst wenn sie nichts mit der Modellbauwerkstatt zu tun hatten, machte ich eben darum lieber

bei Thomas. Das wurde auch von ihm und Herrn Vogt, dem älteren Schreiner, geduldet.
Aber das fiel eben auch auf. Damit es also nicht zu irgendwelchem „Gerede“ käme, dass wir etwas miteinander hätten, mache er eben so ab und an dann seine Späße darüber, sagte Thomas, als ich ihn fragte, wieso er sich so unterschiedlich mir gegenüber verhielt.
Aha, das war nun wieder der Preis für die Begleitung und die Sonderrechte, die ich als Studentin dort hatte. Ohne die ich aber nicht sein konnte und ohne die ich keine Chance gehabt hätte, die Zeit zu überstehen.
Da wir ja auch oft genug alleine waren und es damit genug Zeiten gab, wo er mir gegenüber nett und freundschaftlich sein durfte, arrangierte ich mich mit dieser Situation und ertrug es, sein Clown zu sein, wenn er sich hätte sonst für mich schämen müssen.

Einige Male kam er abends zu unseren gemeinsamen Essen hinzu. Er lud mich schließlich irgendwann ein, ihn zu Hause zu besuchen und nach einigen Malen dort, fragte er mich, ob ich bei ihm übernachten wollte. Ich hätte nie gewagt ihn zu bitten, obwohl es mir immer schwer fiel, alleine zurück in meine Wohnung zu fahren.
Ich blieb also gerne und wir redeten die halbe Nacht. Auch darüber, dass es mich sehr belasten würde, zu wissen, wie wenig es mir gelang, mit mir alleine zu leben. Dass ich nicht schaffte, mein Leben zu planen und meinen Tag einzuteilen in überschaubare, sinnvolle Abschnitte. Dass mein Alltag zu bewältigen schwer sei und ich die Leute manchmal einfach nicht ver-

stünde. Auch ihn nicht, der ja so freundlich wäre an dem einen Tag und so abwertend am nächsten.

Ich war so ehrlich zu ihm, wie ich nur ehrlich sein konnte. Und er war so freundlich und nett, dass mir nichts anderes hätte in den Sinn kommen können, als dass er es genauso ehrlich und aufrichtig mit mir meinte, wie ich mit ihm.

Dass er nun unbedingt schon in der nächsten Nacht, die ich bei ihm blieb, mit mir schlafen wollte, fand ich merkwürdig, denn wir waren doch seiner Ansicht nach nur befreundet. Ich wollte sehr gerne in seinen Armen liegen. Das war sehr angenehm. Miteinander zu schlafen fand ich nun nicht unbedingt nötig. Wenn er es dann aber wollte, dann war das auch in Ordnung, obwohl ich mich fragte, wie er das dann in der Uni nun glaubwürdig weiterhin verheimlichen konnte, denn wenn man miteinander schlief, dann „hatte man ja nun wohl was miteinander".

Oder hatte ich da wieder etwas nicht verstanden?
Vielleicht aber hatte er es sich ja anders überlegt. Vielleicht würde er sich nun nicht mehr schämen mit mir. Dann wäre die Show vorbei, wäre das Versteckspiel und die Angst alleine zu sein, endlich beendet.
Es scheint für viele Autisten typisch zu sein, dass ihnen das Alleinsein und manchmal der Rückzug aus Gesellschaftsverpflichtungen ein Bedürfnis ist.
Das wirkt dann mitunter für Außenstehende paradox, da ja oft gleichzeitig eine geradezu kindliche Anhänglichkeit besteht.

Ich denke, Außenstehende differenzieren in dem Moment nicht zwischen den beiden Begriffen „Einsamkeit“ und „Allein“.
Selbstverständlich leiden auch Autisten unter einer empfundenen Einsamkeit und Isolation.
Der Unterschied zwischen Einsamkeit und Alleinsein ist aber deutlich.

„Alleine“ ist eine Person, die sich bezogen auf eine definierte Raumsituation oder eine gewisse Zeitspanne in Abwesenheit anderer befindet.
Das ist also ein physischer Zustand.

„Einsamkeit“ ist die Empfindung einer Person, die sich in einem isolierten Zustand sieht. Diese gefühlte Einsamkeit ist im Gegensatz zu einem selbst gewählten Alleinsein, eine sehr traurige und für mich persönlich als bedrohlich empfundene Situation.
Das ist ein somit ein psychischer Zustand.
Selbst in Menschenmengen kann eine Person Einsamkeit empfinden, wenn sie von Menschen umgeben ist, mit denen es sich nicht nach Gemeinsamkeit anfühlt. Wenn es Menschen sind, die einem nichts mitteilen, weil ihr Kontext, ihre Sprache und ihre Sichtweise eine so ganz andere ist, als die eigene.
Viele Autisten fühlen sich einsam in diesem Sinne.
Die Personen, die nämlich etwa die selben Empfindungen und Sichtweisen haben, sind rar.
Wir lernen frühzeitig, dass jeder Mensch einzigartig ist.
Wenn alle Personen Individuen und somit einzigartig sind, dann haben diese wiederum genau das „Einzigartigsein“ mitei-

nander gemeinsam. Dies ist doch ein tröstlicher und wieder miteinander verbindender Gedanke.

Ich hatte bereits hier sehr früh das unbestimmte Gefühl, an dieser Gemeinsamkeit nicht teilhaben zu können. Denn in meiner Empfindung schien ich dann irgendwie noch einzigartiger zu sein als die anderen.
Das ist nicht selten bereits eine in frühester Kindheit erworbene Erkenntnis vieler Autisten, die ebenso erschreckend wie bedrohlich wirken kann.
So entstand wohl der Begriff „Wrong-Planet-Syndrom, da sich viele Autisten, in ihrer Annahme „falsch gelandet“ zu sein, ziemlich einig sind.
Für mich wirkte diese Erkenntnis auch immer eher beunruhigend.
Mit dieser Erkenntnis einhergehend entstand gleichzeitig die hierzu verknüpfte Empfindung der Einsamkeit.

Personen, die meiner Meinung nach für meine eigenen Empfindungen und Sichtweisen ein Verständnis aufbringen oder mir als solche erscheinen, sind darum auch noch heute absolut begehrt und notwendig. An diese orientierend und an diese mich festhaltend, wage ich Schritte in unbekannte und mir fremd erscheinende Situationen. Ohne diese Personen wage ich das nicht.
Diese Personen müssen nicht einmal Kenntnis davon haben, wie schwer es mir ohne sie fallen würde dasselbe zu tun, das Gleiche zu äußern, die Selbe zu sein, die ich dann vorgeben kann zu sein.

Logischerweise ist es nie leicht gewesen zu erkennen, ob die eine oder andere Person auch wirklich mir gegenüber diese „Führungsqualitäten“ die ich ihr zuordne, verdient.
Ich bin darum, wie die meisten Autisten, angewiesen auf Ehrlichkeit und Aufrichtigkeit.
Eine andere Absicht und Ambition als die, die mir mitgeteilt wird, erkenne ich nämlich nicht. Oder viel zu spät. Da ich selbst zu jedem Menschen, der mir nahe ist, tiefe Loyalität empfinde und ich nicht anders kann, als meine eigene Sicht und Empfindung als allgemeingültig voraus zusetzen, gehe ich bei jeder Freundlichkeit und Zugewandtheit anderer natürlich davon aus, dass sie ehrlich und aufrichtig gemeint ist.
Ein Trugschluss, wie ich weiß, und oft genug erfahren habe. Dennoch bin ich nicht in der Lage eine hier aktive, kognitive Abwehrhaltung zu meinem persönlichen Schutz herzustellen.
Ich bin also nicht in der Lage aus meinen Fehlern, die ich diesbezüglich gemacht habe, zu lernen. Ich erkenne die Lüge nicht. Oder viel zu spät.
Erfahre ich dann, belogen worden zu sein, leide ich unendlich und es bricht meine Welt für Tage zusammen.

Wenn die Wahrheit nicht passt, machen wir eine Lüge daraus!

“Wer war das?”
“Ich war das nicht”, sagte mein Bruder.
“Ich war das nicht”, sagte meine Schwester.

"Ich war das auch nicht", wusste ich ganz genau. Schließlich hätte ich es eben so genau gewusst, wenn ich es kaputt gemacht hätte. Also konnte ich berechtigterweise sagen, dass ich das nicht war.
"Ich will nicht wissen wer das nicht war, ich will wissen, wer das war!", schimpfte unsere Mutter. Gemeinsames Schweigen und das unangenehme Gefühl, dass wenn sich keiner meldet, wir alle am hellen Tag zur Strafe ins Bett mussten.
"So!… ausziehen, Schlafanzug an und rauf mit euch. Ich will euch so lange nicht mehr sehen, bis sich der gemeldet hat, der das war."
"Also ich war das auf keinen Fall", sagte meine Schwester. „Und wenn ich hier bis übermorgen liegen muss."
"Ich war es auch nicht", sagte mein Bruder. „Mir ist es auch total egal, wie lange ich hier oben bin." Ich kann es auch gar nicht gewesen sein. Weil ich nämlich zu dem Zeitpunkt….
Und so diskutierten beide gemeinsam alle Möglichkeiten durch und waren sich absolut einig. So kamen sie, wie so oft zu dem Ergebnis, dass, wenn sie es beide nicht gewesen sind, nur noch ich in Frage käme.
"Also,… bei Drei gehst du runter und gibst endlich zu, dass du es kaputt gemacht hast."
"Genau", stimmte meine Schwester ihm zu. "Wenn du nämlich sagst, dass du es gemacht hast, bekommst du viel weniger Ärger, als wenn wir jetzt gehen und sagen, dass du es warst".
"Ja", sagte mein Bruder. "Es ist immer besser, man selbst gibt es zu. Es kommt sowieso raus. Und dann ist es um so schlimmer für dich."
Unter meiner Decke konnte ich trotzdem hören. Sie waren entschlossen. Sie mussten also beide wie ich der Ansicht sein, dass sie es nicht waren. Sie waren also absolut berechtigt zu sagen: "Ich

war das nicht!" Aber ich wusste genau, dass ich es auch nicht war. Wer war es denn dann? Ein ganz anderer. Aber wer?
"Es war ein ganz anderer", versuchte ich mich unter der Decke zu melden. Gleichzeitig stellte ich mir vor, wie die verschiedensten Gestalten unser Haus betreten haben könnten, um wichtige Gegenstände zu zerstören. Ich gruselte mich. Es war zudem kurz vor Ostern. Was, wenn da ein riesiger Hase nachts hereinschleicht? Oder ein Einbrecher?
"Wer soll es denn gewesen sein? Wenn wir beide uns ganz sicher sind, dass wir es nicht waren, dann bleibst du nur übrig. Also lüge nicht und geh jetzt runter."
Ich schwöre hoch und heilig, um alles was mir lieb und wert ist…ich bin es nicht gewesen. Weder habe ich diese Dinge gestohlen, noch zerstört. Ich habe nicht die Creme von der Torte genascht und nicht den Putzlappen in die Toilette gestopft. Ich habe das Geld nicht genommen und auch nicht die Tabletten aus dem Schrank. Ich kann mich an alles erinnern. Und ich würde mich auch daran erinnern, hätte ich es getan.
Wie kann man beweisen, dass man nicht lügt, wenn andere behaupten man lüge? Ich weinte und das Weinen wurde als Beweis ausgelegt, dass ich nun Angst hatte, weil ich eben gelogen hätte. Ich schimpfte und schrie…und das Schimpfen und Schreien war ihnen Beweis dafür, dass ich Unrecht hatte.
"Wer schreit, lügt!"
Es war eine Falle; ohne Ausweg. Ich musste eine Lüge zur Wahrheit machen. Oder war es eine Wahrheit, aus der ich eine Lüge machen musste? Ich kann das noch heute drehen und wenden…komme nicht wirklich zu einem Ergebnis.
"…Zwei….und die letzte Zahl…ist…Drei!"

Heulend und verrotzt schlich ich die Treppe hinunter. Stufe um Stufe. Von oben kamen die passenden Kommandos: "Los, geh endlich. So schwer kann es ja nicht sein."
Unten angekommen lauschte ich; durch die geschlossene Tür drangen beschäftigte Küchengeräusche. Diese verflixte letzte Stufe. Sie knarrte immer und verriet jeden, der auf sie trat.
Ich hörte Schritte und wollte schnell wieder zurück. Aber da ging die Türe auf und meine Mutter schaute mich an. Ihr Gesicht verriet nicht, was sie davon hielt, dass ich da nun vor ihr stand. Ich sollte nun einfach sagen: "Ich war das!" Es kam aber nichts aus mir heraus. Auch nach Aufforderung von ihr nicht. Ein innerer Konflikt, ein innerer Kampf…kaum vorstellbar, dass ich es mir so schwer machte. Sie hockte sich zu mir herunter und versuchte mir sogar zu helfen. Es sei nicht so furchtbar schlimm, meinte sie…
Oh doch, es war sehr schlimm. Denn ich sollte etwas zugeben, was ich nicht getan hatte. Das war sogar sehr schlimm. Hätte ich es doch getan. Hätte ich es doch nur wirklich getan…dann wäre es mir leicht gefallen. Dann könnte ich einfach sagen, dass ich es gewesen bin.
Irgendwie musste das nun ein Ende haben. Irgendwie musste ich aus dieser Situation heraus kommen. Es war nicht auszuhalten. Mein Bauch tat so weh und der Hals schnürte sich zu.
"Die beiden waren es nicht", schluchzte ich.
Damit sagte ich immerhin die Wahrheit. Und das war bereits eine Erleichterung. Dass es die Wahrheit war, daran zweifelte ich nicht. Denn beide waren sich so sicher gewesen und sagten ja ganz deutlich, dass sie es nicht gewesen sein können.
"Soooo,wer war es denn dann?"
"Ich…, ich war das auch nicht!"

Der Blick meiner Mutter verriet mir immer noch nichts. Schnell schob ich hinterher, dass es jemand anderes gewesen sein muss. Sie konnte ja nicht ahnen, dass es ein großer Hase war. Wie sollte ich ihr bloß erklären, welche Bilder ich hierzu in meinem Kopf hatte. Das war nicht irgendein friedlicher Osterhase. Er war riesig, hatte eine Brille auf. Sah ein bisschen so aus wie Onkel Günther, aber weit aus gefährlicher. Dieser Hase war so gruselig…das Grauen und das Böse schlechthin. Ich heulte und weinte und sie tröstete mich, aber sie hatte ja leider gar keine Ahnung, wie gefährdet und unsicher wir in diesem Haus lebten. Nur so konnte es gewesen sein. Denn ich war es nicht. Und ich würde es zugeben, wäre ich es gewesen. Und die beiden waren es nicht, denn sie sagten es genau so.

Keiner kannte aber die Wahrheit. Und niemand wollte es mehr wissen. Sie durften sich anziehen, wir durften uns alle wieder anziehen. Es gab bald Abendbrot. Und noch zweimal schlafen, dann war Ostern.

Ich bekam Fieber, wie so oft an Feiertagen, an Geburtstagen oder Weihnachten, bekam ausgerechnet ich wieder Fieber.

Ich komme nicht klar mit der Lüge. Ich werde nie klar kommen mit der Lüge.

Von der Kunst zu (über)leben

Es war üblich und durchaus notwendig, bei einem Studium gleichzeitig, oder wenigstens während der Semesterferien, einen Aushilfsjob zu suchen. Wenige Studierende hatten das Glück, finanziell so abgesichert zu sein, bei ihren Eltern zu wohnen und es sich leisten zu können, ohne einen Aushilfsjob zu studieren.

Ich bekam zwar den Höchstsatz an Bafög, aber da ich nun ein Auto und eine eigene Wohnung hatte, den Anteil an unserem Arbeitsraum zu zahlen und auch noch von irgendetwas leben musste, reichte das Bafög alleine nicht.

Außerdem schienen mir die, die regelmäßig einen Job während ihres Studiums hatten, für sich selbst sorgten, wirklich „erwachsene" Menschen zu sein.

Dabei war es mir ein Rätsel, mit welcher Gelassenheit und Leichtigkeit sie sich Gelegenheitsjobs suchten, sich mit einer neuen Situation bald zurecht fanden und keinerlei neue Arbeitsbereiche scheuten.

Ich hatte dagegen schon die größten Probleme während meines Praktikums in der 11. Klasse gehabt.

Das Praktikum ...

Während der 11. Klasse der Fachoberschule machte ich ein Praktikum in einer Druckerei. Ein kleiner Betrieb, der zu Fuß von meinem Elternhaus aus zu erreichen war.
Die Schwierigkeit ergab sich bereits am ersten Tag. Da sollte ich, nach Begrüßung des Chefs, mir „ den Laden mal einfach anschauen!“
Um Gottes Willen, wie sollte das denn gehen? Was sollte ich denn da nur anschauen? Wohin durfte ich? Was sollte ich? Und vor allem, was war denn wichtig? Würde er dann am Ende des Tages erwarten, dass ich mir das alles gemerkt hatte? Würde er am Ende erwarten, dass ich wüsste, wie die lauten verschiedenen Maschinen zu bedienen seien?
Ich stand verloren an der Wand gelehnt, wo er mich begrüßt und mit dieser Aufforderung hatte stehen lassen. Noch als die meisten ihre erste Frühstückspause begannen, stand ich so da.
Langsam kam Panik auf, denn ich glaubte, dass ich weder verdiente eine Pause zu nehmen, ohne zuvor gearbeitet zu haben, noch wusste ich, ob es dafür feste Regeln gab. Ob jeder eine bestimmte Zeit hatte, wann er Pause machen durfte.

Während der Zeit des „Wie-blöd-Herumstehens“ versuchte ich mich wiederholt selbst aufzufordern, zu einem der Arbeiter zu gehen und ihnen zuzusehen. Ich dachte und kommandierte mich selbst, in diese Richtung, bewegte mich aber keinen Zentimeter.
Was wenn er mich vertrieb? Was wenn ich ihn störte?
Einer schaute hin und wieder zu mir. Er lächelte. Oder lachte er mich aus? War es ein Grinsen, weil er sich über mich lustig mach-

te, oder nickte er, weil er mich aufmuntern wollte? Weil er mir etwas sagen wollte? Ich konnte das nicht erkennen.
Wenn ich Menschen länger kenne, ihre Art habe einschätzen gelernt, weiß ich in etwa, was mit welcher Geste gemeint sein kann. Sicher aber bin ich mir nie. Aber bei einem fremden Menschen ist das Erkennen solcher diffusen Absichten für mich unmöglich. Seine Blicke konnten alles bedeuten.
Alles und Nichts.

Irgendwann lief dieser Chef eilig vorbei, stoppte abrupt, drehte sich in meine Richtung und kam auf mich zu. „Jetzt sag bloß, du stehst da schon die ganze Zeit?" Zwei Männer lachten und der „lächelnde Mann" sagte: „Die hast du da abgestellt und vergessen."
Ja, so war es doch auch gewesen. Aber lustig war das nicht. Er hatte mich nicht nur vergessen, er hatte vergessen mir zu sagen, was ich darf. Wo ich beginnen soll. Was bedeutet denn, ich soll mich mal umsehen? Ich soll mir mal den „ Laden" ansehen?
Von wo aus denn? Von dieser Stelle aus, oder von einer anderen?

Ich kam mir saublöd vor. Ich wollte nach Hause, und ich wollte nicht mit solchen unangenehmen Menschen zusammen sein. Ich verstand sie nämlich nicht, was soviel bedeutete, dass ich sie dann auch nicht mochte. Wenn ich die Menschen nicht mag, kann und will ich da auch nicht bleiben. So einfach ist das.

Ich musste aber bleiben, denn sonst wäre ich von der Schule geflogen.
Wie also diese Situationen durchhalten, für ein Jahr?

Wie immer eben. Wie in den Zeiten davor, wo ich mir in der Schule so manche „Auszeit" durch Kranksein genommen habe.
Ich wurde öfter krank und musste auch wegen einer Blinddarmentzündung operiert werden.
Die sich am Ende dann zwar als psychosomatisch herausstellte, da war die Sache aber bereits gelaufen. Mir war das völlig gleich. Ich war froh, dass ich einfach Zeit für mich alleine bekam.
Ein Jahr ist lang. Und natürlich musste ich wieder dort hin. Ein Untertauchen oder Abtauchen in meine eigene Welt der Bilder und Gedanken, wie ich es tue, wenn ich nicht angesprochen werde, war aber nicht möglich. Zu oft wurde ich gerufen und angesprochen.
Obwohl ich mittlerweile nur mit einem Buchdrucker im Untergeschoss alleine an den Maschinen stand.
Er ließ mir keine Ruhe. Kam ständig, um Späße zu machen, die selten lustig waren. Band meine geflochtenen Zöpfe auf und fasste mich dauernd an. Teilweise so unangenehm, dass es mir peinlich war.

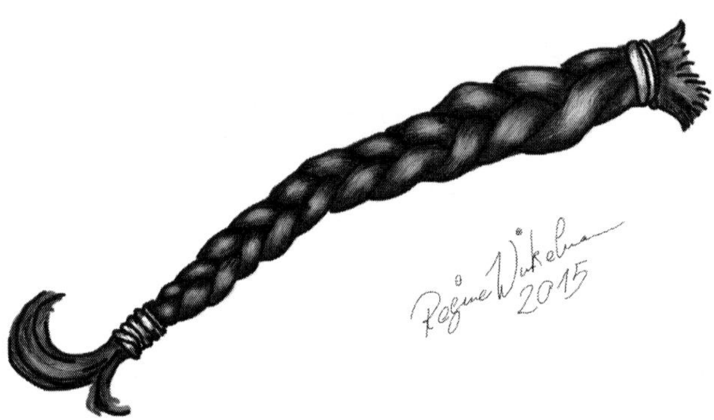

An einem Morgen kam ich dann mit sehr kurz geschnittenen Haaren. Ich war es so leid, dass er immer mit meinen Haaren begann.
Weil er das Gegrabsche dann nicht beendete, schnitt ich mir die Haare ab. Er fand das „süß“ ... was ich nicht erwartet hatte.
Zeitgleich probierte ich ein damals freiverkäufliches Medikament aus.
„Percoffedrinol“
Kleine Tabletten mit dem Wirkstoff Coffein und Effidrin.
Es hatte eine gigantische Wirkung. Ich war klar, strukturiert und konnte „Nein“ sagen.
Es hatte einige Nebenwirkunge: Herzrasen, Schwindel, und Kreislaufprobleme. Aber die nahm ich in Kauf.

Immerhin, bekam ich damit dieses Praktikumsjahr ohne Abbruch einigermaßen hin.
Mit diesen und weiteren unangenehmen Erinnerungen an das „Arbeitsleben“ fiel es mir nicht leicht, einen Job zu suchen. Und es fiel mir auch nicht leicht, darüber mit den anderen zu sprechen. Sie würden es nicht verstehen können. Schließlich wusste ich ja selbst nicht, was genau da bei mir nicht funktionierte. Ich war nicht faul. Ich war auch nicht der Meinung, dass meine Eltern oder andere Menschen für mich sorgen sollten. Im Gegenteil. Diese Tatsache, anderen zur Last zu werden, war ebenso beklemmend.

Ein Job

Karin war älter als ich und war bereits examinierte Krankenpflegerin, als sie sich für das Studium entschied.
Wenn sie erzählte, was sie während ihres Nebenjobs im Krankenhaus alles erlebte, fragte ich immer genau nach. Ihr hätte ich stundenlang zuhören können. Sie schilderte die einzelnen Dinge so spannend und deutlich, dass ich sie genau vor mir sah und eine recht konkrete Vorstellung von ihrer Arbeit hatte.
Schon immer hatten mich Biologie und die Anatomie des Menschen interessiert. Krankheiten waren beängstigend, aber trotzdem so spannend, dass ich jedes Detail wissen wollte. Wenn wir in der Mensa saßen, legten andere bereits angewidert ihre Gabel beiseite. Ich vergaß vor lauter Zuhören und Nachfragen eher das Essen. Ich hätte am liebsten immer weitere Details hierzu gehört.
Irgendwann besorgte mir Gerd einen Aushilfsjob in dem Altenpflegeheim, indem auch er gelegentlich arbeitete.
Dass ich niemals in diesem großen Gebäude mit ihm gemeinsam arbeiten würde, konnte ich doch gar nicht wissen. So verließ ich mich darauf, eine vertraute Person an meiner Seite zu haben, wenigstens hin und wieder, wenn sich unsere Arbeitstage überschneiden würden.
Das war nie der Fall gewesen.
Ich war jedenfalls sehr aufgeregt und hatte ständig einzelne Filme, Karins Klinik- Schilderungen im Kopf, während ich überpünktlich zu meinem ersten Arbeitstag fuhr. Ich hatte klare Vorstellungen von dieser Art Arbeit und war überzeugt, das auch zu können.

Am Eingangsbereich war eine Hinweistafel, wo und wie ich das als Treffpunkt vereinbarte Dienstleitungszimmer finden konnte. Dort klopfte ich, erhielt nach einem kurzen Gespräch eine hellblaue Hose und Hemd und wurde an die Seite eines Pflegers mit zum „Dienst" geschickt.

Viel Zeit zum Überlegen hatte ich nicht. Und viel Möglichkeit zum Erklären hatte Gerrit auch nicht, weil alles in einem rasanten Tempo vonstatten gehen musste. Wecken – Waschen – Ankleiden – Betten überziehen.

Er klopfte an jede Zimmertüre, nicht bevor er sie öffnete, sondern während er sie öffnete, brüllte etwa zeitgleich laut: „Guten Morgen, die Herren!", und legte los.

Die Versorgung war schnell und oberflächlich. Das ging mir gewaltig gegen den Strich. Gerrit war zynisch und arrogant und hatte, so war mein Eindruck, keinerlei Benehmen und Achtung vor den älteren Leuten.

Seine Arbeitsabläufe allerdings waren so routiniert und zügig, dass er in seinem Team dafür sehr geachtet wurde.

Nach einigen Tagen Früh – und Spätdienst war ich mit allen Arbeiten fast ausschließlich alleine unterwegs. Ich war nie so schnell, dass ich hätte an den gemeinsamen Pausen im Schwesternzimmer sitzend teilnehmen können. Das war auch gut so, denn ich hätte mich zwischen ihnen und ihren Unterhaltungen äußerst deplatziert gefühlt.

Sie baten mich immer wieder hinzu und mein Verhalten muss ihnen arrogant und ablehnend vorgekommen sein.

Es beschäftigte mich und besorgte mich außerordentlich, wie die Mitarbeiter mich als Person wohl wahrnahmen. Nichts wäre mir unangenehmer, als unpassend, fehlerhaft und falsch in ihren Augen zu sein.

Ich versuchte in ihren Aussagen entsprechende Hinweise zu erkennen. Aber es gelang mir nicht.
Meine Beobachtungen und meine Bemühungen, hier Hinweise zu erhalten, ob ich akzeptiert wurde oder nicht, ob ich korrekt war oder nicht, ob ich richtig oder nicht richtig für sie war, führten lediglich dazu, dass der Arbeitsablauf oft unterbrochen wurde, da ich stets einige Zeit benötigte, um das Gesagte auch entsprechend einzuordnen. In meiner Handlung war ich dann prompt für diese Zeit, die ich benötigte um zu verstehen, blockiert. Sicher werde ich an manchen Stellen einige Sekunden so in meiner Irritation dagestanden haben; offensichtlich und für alle erkennbar. Und trotzdem war ich meistens doch unfähig geblieben, das Gesagte zu verstehen und darauf adäquat zu reagieren.
Wie blöd das ausgesehen haben muss, war mir selbst bewusst.
Das machte die gesamte Situation nicht besser oder leichter.

Ich aß und trank darum lieber nur zwischendurch, oder ließ es bleiben, anstatt gemeinsame unangenehme Pausen mit ihnen zu verbringen. Wenn mir übel wurde, zwang ich mir schnell ein Stück Brot hinunter und rannte bereits zum nächsten Zimmer. So lange ich immer wieder aus jedem Zimmer Rufe hörte, oder ein Bewohner die Schelle betätigte, war ich so aktiv, dass ich auch keine Pause brauchte. Wenn es ruhiger war,
die Pfleger Pause machten und auch die Bewohner aßen, setzte ich mich regelmäßig zu zwei bettlägrigen Alten und fütterte sie. Sie waren nicht in der Lage selbstständig zu essen. Sie sprachen nicht, sondern kauten still aber selig ihre Mahlzeit, die ich ihnen gab.

Die Mitarbeiter schienen darüber sehr geteilter Meinung zu sein. Dass die beiden gefüttert werden mussten, war klar und bekannt. Aber dass ich dies mit so viel Zeit tat, die sogar von meiner Pause abging, war wieder unverständlich für sie. Andererseits waren sie froh, so sagten sie es, dass ich mir diese Zeit nahm.

Sie hatten eine völlig widersprüchliche und ambivalente Haltung teilweise.

Und so war es mit vielen Dingen. Sie taten etwas, wo sie wussten, dass es „eigentlich" nicht richtig war. Das man es hätte „eigentlich" besser oder für die Bewohner angenehmer gestalten müssen.

Mit „Eigentlich" umgingen sie manche Regel und sogar die mit gesundem Menschenverstand empfundenen Richtlinien mitmenschlichen Verhaltens.

Sie wussten auch teilweise sehr konkret, was der eine oder andere da an individueller Zuwendung brauchte. Aber sie taten es oft genug auch in ruhigeren Zeiten nicht. Und zwar alle.

Mit so einem Verhalten hatte ich grundsätzlich meine Probleme.

Und ich habe das Problem auch heute noch, wenn Menschen Dinge sagen, aber nicht wirklich so meinen oder danach handeln.

Ich hatte nach einigen Tagen einen richtigen Arbeitsvertrag und wurde fest im Dienstplan eingeteilt. In der Woche an drei Tagen im Wechsel Frühdienst und Spätdienst. Außerdem im Monat zwei Wochenenden.

Dass dies mit meinem Studium und mit den notwendigen Erholungszeiten dazwischen nicht machbar war, wusste ich selbst.

Aber als mir die Pflegedienstleitung den Vertrag vorlegte, wagte ich nicht, mich dagegen zu stellen.
Außerdem arbeitete Karin auch so oft. Warum sollte ich das nicht schaffen, versuchte ich mir schönzureden.
Nach jedem Dienst duschte ich bereits in den Umkleideräumen ausgiebig, um den Geruch der vielen Bewohner loszuwerden, denen man beim Umlagern, Ankleiden, Waschen doch körperlich sehr nahe kam.
Einige hatten mittlerweile auch deutlich engere Beziehung zu mir aufgebaut, sodass ich mich nicht immer vor ausgiebigen Umarmungen drücken konnte. Mir wurde das mehr und mehr zu viel, ohne dass ich gegen eine Person wirklich Abneigung empfand.

Ich weiß heute, es war einfach die Menge Mensch, die dichte Folge verschiedener Berührungen, Erwartungen, Bedürfnisse, die ich trotz Dusche dann als klebrige Präsenz nach Dienstschluss noch an mir spürte.
In geringeren Dosen hätte ich Erlebnisse, Menschen, Berührungen und sämtliche sensorischen Inputs verarbeitet und verkraftet. Nicht aber in dieser gewaltigen Menge, ohne angemessene Verarbeitungszeit und Verarbeitungshilfe.
Ich schlief immer schlechter und hatte massive Alpträume. Wenn ich Spätdienst hatte und wir in unserem Arbeitsraum saßen, konnte ich keinen Strich auf das Papier bringen.
Im Blick hatte ich nur die Uhr und keinen anderen Gedanken als den, wie ich wohl diesen nächsten Dienst ertragen würde.
Manchmal brach ich in Tränen aus und konnte trotz mehrfacher Aufforderung meiner Freunde die Gründe dafür nicht

nennen. Es gab für mein Gefühl keinerlei Worte oder Begriffe, die es erklären würden.
Ich wusste nur, ich konnte und wollte nicht mehr dort hin, aber nicht wieso.
Ob ich mit Kollegen Streit hatte, fragten sie. Ob ich Angst vor manchen Bewohnern hätte.
Nein, solche konkreten Probleme, die es mit einem Begriff hätten erklären können, gab es nicht.
Wenn meine Freunde dann ratlos waren, fielen solche versuchten Ermutigungen, wie: „Du machst das schon", oder „Du musst jetzt mal abschalten, an etwas anderes denken".
Abschalten und an etwas anderes denken ist nicht möglich. Meine Aufmerksamkeit richtet sich grundsätzlich auf die Sache und das Problem, das ich gerade habe.
Andere scheinen tatsächlich diese „Kunst" zu beherrschen. Das war und ist mir unerklärlich. Wie machten sie das denn nur?
Es schien meinen Freunden ja zu gelingen. So wie sie sich auch zwischen fremden Menschen immer so sicher und erwachsen bewegten und sich mit allen neuen Situationen irgendwie abfinden konnten. So würde es mir nie gelingen.
Es schien eine „Kunst des alltäglichen Über-Lebens" zu sein, die sie beherrschten und ich nicht.
So sehr ich sie beobachtete und mir vornahm, es doch wie sie zu machen. Ich war anders und das fühlte sich falsch an.
Das machte mir Angst, denn ich wusste, mit mir in diesem Leben, hatte ich nicht die geringste Chance.
Ich bemerkte, dass ich schlicht für die meisten Dinge, die ich sogar für die andern objektiv gut zu machen schien, nicht geeignet war. Ich spürte nie ausreichend, oder nur mit angestrengtem Nachdenken, ob meine Arbeit, mein Verhalten rich-

tig und das Erwünschte war, oder ob eine Korrektur nötig gewesen wäre. Ich verstand gut gemeinte Hinweise nicht und Kritik erkannte ich ebenso wenig.
Hätte es eine Person gegeben, die mir in gewissen Situationen hier Übersetzungshilfe gegeben hätte, wäre ich sicherer und stabiler geblieben.

Erkenntnis der eigenen Unzulänglichkeit

Unangekündigt kam der Zusammenbruch sicher nicht. Aber ich hatte keine Idee, wie ich hätte den Notschalter finden können. Meine Sorgen und meine Unsicherheiten hatte ich immer wieder erwähnt. Zwischendurch eben, mit einzelnen Schilderungen, die die Frage beinhalteten, wie ich etwas zu verstehen habe. Oder wie ich mich in dieser oder jener Situation hätte verhalten sollen.

Dabei vermied ich möglichst die aufkommenden emotionalen Entgleisungen, indem ich das Thema wechselte, wenn ich ahnte, dass ich meine Tränen nicht länger zurückhalten konnte.

Wieso hatten sie mich nicht verstanden. Wieso fühlten sie nicht dasselbe, was ich fühlte, wenn ich die Dinge beschrieb?

Sie hatten Ideen und Sichtweisen, die ich nicht umsetzen konnte. Sie hatten Erklärungen, die absolut nicht hilfreich waren.

Sie hatten keine Ahnung, wie es wirklich in mir aussah.

Sie sagten: „... du kannst das“, oder: „ich weiß, dass du das kannst.“ Was so viel für mich bedeutete wie: „Ich erwarte von dir, dass du das kannst und auch tust.“

Ich hielt also durch, bis ich eines Tages es so gerade noch schaffte, stumm und wie durch eine Nebelwand gehend, den Dienst zu beenden, mich ins Auto setzte und zu meiner Wohnung zu fahren.

Ich wäre lieber zu unserem Arbeitsraum gefahren. Aber da hätte ich sprechen müssen. Ich hätte sprechen wollen und müssen, aber wusste, dass es nicht mehr möglich sein würde. Also war mir nur danach, mich zu verstecken. Niemand sollte fragen, und keiner sollte mich sehen, wie ich ohne zu wissen warum, plötzlich nicht mehr funktionierte, nicht mehr in der Lage war durchzuhalten.

Ich schleppte mich die Treppe hinauf und hoffte, dass mich nicht die Funktionen so verließen, dass man mich auf der Treppe liegend fand. Das wäre mir überaus peinlich gewesen, wenn mich jemand in diesem Zustand gefunden hätte. „Nur noch das kurze Stück“, redete ich mir gut zu.
Hinter der Türe erst brach ich heulend auf dem Boden zusammen. Jetzt konnte mir keiner mehr zusehen dabei.
Ich fror und bekam Schüttelfrost, mein ganzer Körper krampfte und das schmerzte. Die Kopfschmerzen und der Schwindel ließen es nicht zu, dass ich das Badezimmer erreichte, also erbrach ich mich im Flur.

Ich wusste, dass ich nie wieder einen Schritt tun würde in dieses Pflegeheim. Ich wusste, dass ich niemals eine andere Arbeit oder meinen eigenen Lebensunterhalt mit irgendeiner Arbeit verdienen würde. Ich wusste und sah es doch wieder erneut, dass ich untauglich und unfähig war, irgendetwas alleine zu bewältigen, oder die Mitmenschen zu verstehen, die ich aber brauchte und auf die ich so angewiesen war.
Ich wusste, ich war damit alleine. Ich wusste, es würde nie besser. Ich wusste es würde keiner verstehen und keiner mir erklären können, wieso dies alles so war.
Mich besorgte mein eigener Zustand plötzlich sehr. Klar und deutlich sah ich mein Dilemma, ohne zu wissen, warum das offensichtlich nur mich betraf, warum ich mich von allen anderen so unterschied.

Irgendwann beschloss ich Karo anzurufen, weil ich dringend doch jemanden brauchte, der mir nun helfen würde. Auf dem Boden liegend wählte ich seine Nummer und währenddessen wurde mir klar, dass ich doch gar nicht sprechen konnte.
Am anderen Ende der Leitung meldete er sich.
Wie sollte ich mich jetzt nur bemerkbar machen? Wie sollte er wissen, dass ich es bin, die ihn jetzt brauchte, bevor er auflegte?
„Regine?, bist Du das?"
Ein kurzes „Ja", bekam ich zustande.

„Wo bist du? Bist du zu Hause?"
„Hmmmm"
Mehr brauchte es nicht. Mehr konnte ich auch nicht.
„Bleib da, ich komme sofort", sagte er und legte auf.
Ich setzte mich direkt in den Flur vor die Wohnungstür, um den Türöffner drücken zu können, sobald er klingelte.
Wenige Minuten später war er da.
Ich brauchte nichts sagen. Auf dem Boden hockend nahm er mich nur
ganz fest in den Arm. Er war nie ein großer Redenschwinger und das war gut so.
Er erwähnte, dass wir wieder vergessen hatten, uns für solche Notfälle gegenseitig die Wohnungsschlüssel zu geben und es aber nun mal Zeit wäre, Schlüssel für und von allen Freunden machen zu lassen.
Er war eben einfach praktisch im Denken und ein Mensch, der die Dinge tat, die getan werden mussten.
Dann fragte er, ob er mich zur Klinik fahren sollte. Da ich sowieso keinen Plan mehr hatte, was nun als nächstes zu tun sei,

war ich dankbar für jeden, der einfach irgendeine Entscheidung für mich traf.

In der Klinik wurde nicht ich, sondern er gefragt, ob ich so etwas bereits öfter hatte. Da sagte er ohne zu zögern tatsächlich: „Ja, so heftig hab ich es selbst noch nicht erlebt. Aber so eine Art Nervenzusammenbruch ist wohl schon vorgekommen!"
Der hatte ja wohl nicht mehr alle beisammen," dachte ich. „Ich habe eine schwere Grippe oder die Pest, vielleicht auch Muskelschwund oder einen Tumor im Kopf, was meine wirren Gedanken erklären würde.
Aber doch keinen Nervenzusammenbruch. Das ist ja lächerlich!" dachte ich.
Widersprochen habe ich natürlich nicht.
Viel bekam auch der Arzt nicht aus mir heraus. Immerhin konnte ich grobe kurze Antworten auf seine Fragen geben. Den Rest erklärte Karo.
Er erwähnte die Arbeit und ein paar meiner gemachten Äußerungen der letzten Zeit.
Auf keinen Fall wollte ich in der Klinik bleiben. Was hätten meine Eltern gedacht? Dass ich nicht in der Lage war, alleine in einer Stadt zu leben. Dass ich zu ihnen ziehen müsse und die 100 km zur Uni mit dem Zug bewältige? Dann hätte ich zudem täglich zusehen müssen, wie die Ehe meiner Eltern immer deutlicher in die Brüche ging.
Mir reichte bereits das, was ich aus der Entfernung mitbekam.
Also nahm ich nur die Krankmeldung mit und versprach auch dem Neurologen, mich am nächsten Tag bei einem niedergelassenen Kollegen mit dem ausgestellten Arztbrief sehen zu lassen.

Karo wurde instruiert, mich wieder vorbeizubringen, wenn ich mich auffällig verhalten sollte.
„Auffällig", das hatte er tatsächlich so gesagt.
Ich schlief ein paar Nächte bei Karo. Ich blieb in seinem Bett liegen, wenn er zur Uni fuhr.
Er brachte auch die Krankmeldung zum Altenheim und kündigte diesen Aushilfsjob für mich.
Es war gar keine Frage, dass er entschied, dass dies der falsche Job sei.
Es war definitiv der falsche Job und ich war froh, dass ich mich dazu nicht mehr äußern musste.
Hier wieder einmal versagt zu haben, war peinlich genug.
Ich hätte mir wieder einmal zu viel zugemutet, war die erklärende Reaktion meiner Eltern, als sie erfuhren, dass es mir nicht gut ging und ich nun diese Arbeit aufgeben würde. Ich ginge immer so in einer Sache auf, nähme mir alles viel zu sehr zu Herzen. Ich sollte mich auf die Uni konzentrieren und sagen, wenn ich mit dem Geld nicht zurecht käme.
Von der vorgeschlagenen Psychotherapie erwähnte ich nichts.
Ich schaffte es immerhin, zweimal dort zu erscheinen.
Der dritte Termin war bereits nicht mehr möglich, da ich mich so reduziert fühlte und nicht in der Lage war, über mich zu sprechen. Da hätte ich jemanden gebraucht, der mich dorthin begleitet und für mich geantwortet hätte. Oder jemanden, der wenigstens die unangenehmen Lücken füllt, wenn auf eine Frage von mir keine prompte Antwort kam. Vor allem aber jemand, der anschließend, nach den bohrenden Fragen des Therapeuten, die mich massiv forderten, einfach nur bei mir blieb.
Es ist heute kein Problem für mich eine Unterhaltung auf Sachebene zu führen. Wenn es sich dabei noch um ein Thema han-

delt, welches mich interessiert, macht ein Austausch darüber Vergnügen und ermüdet mich auch nach Stunden nicht. Über Themen zu sprechen, die mit Emotionen verknüpft sind, ist bereits viel anstrengender aber noch machbar, wenn sie nicht mich persönlich betreffen.

Schwierigkeiten habe ich bereits damit, meine eigenen Emotionen, die ich unmittelbar im Zusammenhang des Gespräches darüber ja empfinde, dann auch zu verbalisieren. Ich wünschte mir manchmal, ich könnte den Fragenden dann einfach mit hinein nehmen in mein gerade erlebtes Ereignis. So würde es keine weiteren Erklärungen bedürfen. So würde er sich sein eigenes Bild machen von dem, was ich so gerne bereit bin mitzuteilen, aber nicht fähig bin auszusprechen. So stumm und sprachlos zu sein, die eigenen Bedürfnisse nicht mitteilen und äußern zu können, empfinde ich nach wie vor als große Belastung.

In der größten Not, so weiß und erlebe ich es, bin ich nicht einmal in der Lage, um Hilfe zu bitten. Nicht, weil ich nicht will. Nicht, weil ich nicht wüsste, dass es doch nur drei Worte dafür bedarf.

Ich bin in diesen Situationen sprachblockiert, als habe mir etwas den „Schalter" gedrückt. Als habe mich etwas auf „stumm" gestellt.

Für andere kann ich jederzeit funktionieren, selbst in reduziertesten Zuständen setze ich plötzlich Energien frei, die ich keinesfalls für mich selbst nutzen kann.

Ich bin nicht in der Lage, für dieses Verhalten eine Erklärung zu geben. Es hilft mir mittlerweile lediglich, dass es einige wenige Personen gibt, die darüber Kenntnis haben und in gewissen

Situationen dann ohne Erklärungen zu benötigen, mich unterstützen.
Hilfreich ist auch für mich, eine Beschreibung und eine Erklärung in schriftlicher Form verfassen zu dürfen. Hierzu benötigt es natürlich wiederum zunächst eine Erklärung; und wenn sie ebenfalls schriftlich erfolgt:
Für Personen, die meine Defizite kennen, reicht eventuell ein Wort, geschrieben auf einem Zettel oder ein kurzer Blick.
Dennoch besteht das Risiko weiterhin, dass ich nicht weiß, ob ich eine solche schriftliche Kommunikationshilfe auch einsetze.
Wann ist der richtige Zeitpunkt, um um Hilfe zu bitten?
Wann ist die Person für mich erreichbar?
Wenn sie mich ansieht?
Wenn sie mit mir spricht?
„Bitte zwingen Sie mich demnächst, wenn Sie bemerken, dass ich etwas mitteilen will und muss, aber irgendwie nicht kann“, bat ich eine Person schriftlich, von der ich Hilfe erwarten darf.
Ob dies dann immer funktionieren wird, innerhalb einer solchen Blockade?
Ich bin mir nicht wirklich sicher. Es ist aber ein Versuch wert.

Freunde sind Menschen, auf die man sich verlassen kann

Nach einigen Tagen, die ich bei Karo abtauchen durfte, fühlte ich mich nach und nach auch wieder tauglicher. Ich ließ mich wieder in unserem Arbeitsraum blicken und ging auch regelmäßiger in die Uni.

Der Vorfall aber verunsicherte mich nachhaltiger und tief. Das bemerkten einige und es hieß, dass ich wohl unbedingt ein paar Aktivitäten benötige, um überhaupt wieder Spaß an Gesellschaft und am Leben schlechthin zu bekommen. Ich müsse wieder mehr unter Leute und dann käme ich schon wieder auf andere Gedanken.

Auf welche anderen Gedanken?

Welche Gedanken sollten denn die besseren sein?

Ich versuchte Dinge zu verstehen, Zusammenhänge zu finden und zu erkennen, was mich immer und immer wieder scheitern ließ. Warum ich die Menschen oft nicht verstand, obwohl ich sie doch brauchte und liebte.

Ich hatte nur diese Gedanken gerade und musste doch eine Antwort finden.

Das Leben konnte ich doch unmöglich in dieser Art fortsetzen.

Viele Dinge waren so schwierig für mich und offensichtlich für die anderen kein Problem?

Warum fühlte ich mich in vielen Situationen so untauglich, so falsch und unsicher? Trotz genauester Beobachtung, wie sich andere in gewissen Situationen verhielten, wie sie auf Gesprä-

che reagierten und sich einfach innerhalb einer Konversation scheinbar treiben ließen, gelang es mir nicht, dies einfach zu kopieren. Die Variationsvielfalt war zu groß. Es gab nicht wirklich gute, vergleichbare Beispiele. Es sei denn, ich schaffte es, eine Unterhaltung auf die Dinge zu lenken, die meinen Interessen entsprachen.
Das waren auch gar nicht wenige, aber es waren dennoch nicht immer unbedingt die passenden in einem entsprechenden Kontext einer Gruppe Menschen. Es interessierten sich die wenigsten in einer Runde gemeinsamen Essens dafür, dass ich ihnen über die verschiedenen Insektenstadien berichtete. Sie mochten sich mit mir aber über die ein oder anderen Fachthemen unseres gemeinsamen Studiums unterhalten und das war dann ja auch wieder gut.

Für manche ihrer Beziehungsprobleme hatte ich zwar keine wirklich guten Ratschläge, aber immerhin war ich ein guter Zuhörer und versuchte immer so gut es eben möglich war, jeden meiner Freunde zu trösten, zu helfen, wenn auch sie einmal so ihre Not und ihre Sorgen hatten.
Tagelang beschäftigte mich dann mitunter das Problem eines Freundes. Konflikte zwischen ihnen und anderen taten mir weh. Sie versuchte ich also ebenso wie meine zu lösen, mit all meiner Energie.
Dabei bemerkte ich, dass meine Ängste und Sorgen um meine Zukunft und um mein eigenes Leben ein kleines bisschen weniger wurden.

Hierzu versuchte ich sogar Vermittlungsgespräche zu organisieren. Viel zu oft, gelang mir das aber nicht. Viel zu oft bemerkte

ich nicht einmal, dass es denjenigen gar nicht Recht war und dass ihnen nicht daran gelegen war, einen Streit oder ein Missverständnis aus der Welt zu schaffen. Sie wollten oft gar nicht, dass ich aufkläre und zwischen der einen Person und einer anderen ständig hin und her lief, um die jeweils verschiedenen Sichtweisen objektiv und sachlich zu erläutern.
Das alles bedeutete sehr viel Anstrengung und ehe ich mich versah, wurde ich sogar in einem Streit oder ein Missverständnis verwickelt, mit dessen Ursprung ich nichts zu tun hatte.
Das war schrecklich und irritierend. Es warf mich wiederum in tagelange depressive Grübeleien und wenn ich meinte, die Ursache und den Schlüsselsatz als Auslöser für eine Konfrontation gefunden zu haben, dann war ich ihnen viel zu spät.

„Ach Regine, jetzt gib doch mal Ruhe. Das Thema ist längst erledigt, für uns. Wieso brütest du denn immer noch darüber?"
„Nein, es ist nicht erledigt. Ihr habt da was falsch verstanden. Ihr habt da ein Detail übersehen und das könnte wichtig sein", versuchte ich dann.

Es war ihnen aber nicht wichtig, es war ihnen gleichgültig bis lästig. Und man winkte ab, wieder und wieder nur ab, so wie man eine lästige Fliege verscheucht, die sich immer wieder auf ein Marmeladenglas setzt.
Ich sei ein „Prinzipien-Reiter", hieß es.
Ich sei naiv und gutgläubig, wurde mir oft gesagt. Ich wäre unvorsichtig und würde auf viele Personen „hereinfallen". Mir müsse man immer wieder „auf die Sprünge" helfen, obwohl ich doch intelligent genug sei.
Was ich nur alles bin. Was andere an mir nur alles entdecken.

Dabei gelingt es mir kaum selbst, mich und das, was ich bin oder nach außen darstelle, annähernd selbst zu erkennen.

„Was soll´s?" ich wäre ein „Spät-Zünder" sagte meine Mutter, und das sei ich halt schon immer gewesen. Die anderen hatten eben mehr Erfahrung mit dem Leben, mit den Menschen und ich würde die Erfahrungen auch noch machen.

Relativ zeitgleich bemühten sich nun meine Freunde mit mir den einen oder anderen Aktivitätsversuch zu wagen. Dass mir das alles zu schnell und zu viel wurde, ich mich eigentlich noch viel öfter nur mit ihnen verkriechen wollte, ließen sie nicht gelten. Ich hätte genug gegrübelt und mich verkrochen, so deren Ansichten.
Ich wollte lieber die regelmäßigen gewohnten und bekannten Dinge tun, aber sie konfrontierten mich gleich mit drei unbekannten und neuen Aktivitäten, die ich ohne ihr Dazutun niemals erfahren hätte.

Ich war viel zu reduziert für eigene Entscheidungen. Zu verunsichert, als dass ich groß abgelehnt hätte. Ein Rückzug und eine Ablehnung hätte andererseits auch Einsamkeit bedeutet und das weitere Verharren in düsteren Gedanken, die ich mir dann aber ganz alleine mit mir in meiner Wohnung hätte gemacht ...

Außerdem ertrug ich nicht Alex´ wiederholte Andeutungen, wenn er mich so im Arbeitsraum reglos in der Ecke sitzen sah, dass ich wohl diese Trennung von ihm nicht verkraftet hätte.
Das war die Höhe. Das war ja wohl das Allerletzte. Wenn mir noch etwas zu meinem Unglück gefehlt hätte, …

Also ließ ich mich ein, als Schreiner-Thomas meinte, dass ich mit ihm in die Sauna fahren sollte.
Jeden Freitag nachdem die Uniwerkstatt schloss, fuhr er und gelegentlich Herr Vogt in die Sauna. Das sei total entspannend nach einer Arbeitswoche, sagte er. Da sollte ich einfach mal regelmäßig mitkommen, dann würde auch ich meinen Stress los. Wozu hätte ich denn Freunde, wenn ich mich jetzt nicht mal einfach ein wenig von ihren Ratschlägen annehmen und auf sie vertrauen würde.
„Ich bin doch für dich da“, sagte er.
Okay, wenn er das meinte. Bei Thomas fühlte ich mich ja eigentlich immer sicher. Da konnte mir nichts passieren.
Aber nicht mehr sicher war ich mir, ob er auch meinte, was er sagte.

Ich war zwar noch nie in einer Sauna, wusste auch nur, dass man da sitzt und es heiß ist und man anschließend gut schlafen würde.
Ich hatte mal Bilder gesehen, von einer Sauna. Wenn ich vor einer neuen Situationen stehe, habe ich grundsätzlich konkrete Vorstellungen dazu.

Das Bild, das ich dazu hatte, war ein kleiner Raum mit drei Menschen. So dachte ich eben nur an Thomas, Herrn Vogt und an mich. Überschaubar und ohne jeden Sozialstress.
Da sah es aber ganz anders aus. Als wir gemeinsam in den großen Innenraum kamen, erwarteten ihn bereits eine große Gruppe „seiner Freunde“.
Ich kannte nur einen, Jochen. Er war Lehrer an einer Berufsschule, die unmittelbar an dem Uni Gelände lag. Wenn er ein

Werkstück bearbeiten musste, wo er Thomas brauchte, oder mit ihm einen Kaffee trinken wollte, kam er in die Schreinerei. Jochen begrüßte mich und ich war froh, in der Reihe fremder Männer ein bekanntes Gesicht zu sehen.
Den anderen stellte mich Thomas vor und bereits dass irritierte mich. Ich sei „seine“ Studentin, sagte er und so etwas wie „sein Maskottchen“.

„Wüsste jetzt nicht bei welchen Spiel ich ihm Glück gebracht hätte“, sagte ich verwundert und alle lachten. Aber eine Antwort darauf bekam ich nicht. Einen Witz hatte ich auch nicht machen wollen, sondern wollte Thomas seine Äußerung verstehen, wann ich so etwas wie ein Talisman für ihn gewesen sei. Ich überlegte auch, für welche Gelegenheiten ich dann zum Einsatz gekommen sein sollte und wenn wo, mit welchem Erfolg.
Während ich diese Überlegungen anstellte und zu keinem Ergebnis kam, unterhielten die anderen sich über dies und das, was mich weder interessierte, noch was ich verstand. Ich stieg in ihre Unterhaltung gar nicht ein und konnte auf die Frage deshalb gar nicht reagieren.
„Oder möchtest du lieber noch einen Moment hier sitzen und dein Wasser austrinken?“
„Ja“, erwiderte ich, ohne zu wissen für was ich mich entschied.

Dann standen sie alle auf und gingen quer durch den großen Aufenthaltsraum und verschwanden.

Jetzt saß ich ganz alleine da. Ich wusste nicht, wo Thomas war. Ich wusste nicht, was hinter den vielen Holztüren lag und es lie-

fen hier und da fremde Menschen herum, die mich ansahen, freundlich lächelten. Ich hatte Sorge, dass jemand sich an einen der freien Stühle setzen würde.
Das wäre eine Katastrophe. Was hätte ich dann tun oder wie hätte ich reagieren sollen. Dies war ein völlig fremder Ort und hier kannte ich keine Regeln. Wie benahm man sich denn hier? Was erwarteten die Leute jetzt von mir?
Ich wäre gerne weg gegangen, hätte einfach den großen Raum verlassen und aus unserem Schrank meine Sachen geholt.
In einem Raum davor hatten wir nämlich unsere Kleidung in einen Schrank gelegt, Thomas drückte mir nur ein Handtuch und meinen Bademantel in die Hand und schloss den Schrank ab.
Den Schlüssel, der an einem Band hing, befestigte er sich an seinem Handgelenk.

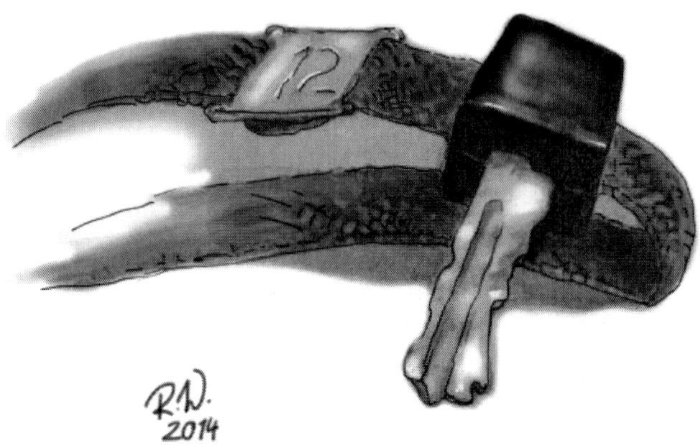

Ich konnte also nicht weg. Ich musste hier sitzen und darauf hoffen, dass Thomas wieder erschien.

„Hier ist doch noch frei?“, fragte ein älterer Mann lächelnd, während er sich bereits einen Stuhl zurecht rückte auf dem Thomas gesessen hatte. Ohne eine Antwort abzuwarten, setzte er sich einfach neben mich.
Ich starrte ihn verwirrt an. „Erste Mal hier?“ fragte er lächelnd.
„Hmmm“ gab ich zur Antwort und zog meine Füße auf den Stuhl, legte meinen Kopf auf die Knie und zog die Kapuze meines Bademantels tief über mein Gesicht.
Das sollte doch wohl als Hinweis reichen, dass ich keinerlei Ambitionen an solch einem Small Talk verspürte.

„Ja, jaaaaa, der Thomas!“, sagte er und sagte dann längere Zeit nichts.
Er starrte auf die ausgelegte Bild-Zeitung und kommentierte einen Artikel.
Er schien die Angewohnheit zu haben, mit sich selbst zu sprechen und las sogar die Witze laut, über die er dann auch alleine lachte. Schließlich waren da Zeichnungen zu abgedruckt. Die ich unter meiner Kapuze hockend nicht sehen konnte. Also würde er wohl kaum erwarten, dass ich mich an seiner Belustigung beteiligte.
„Warum bist du denn nicht mit ihnen rein?“, kam nach einiger Zeit.
„Wo rein denn?“ fragte ich. „Wohin sind die denn gegangen?“
„Ja, Menschenskind, sag bloß, die haben dich hier herbestellt und nicht abgeholt?“

Ja, so was in der Art wird mir wohl wieder passiert sein, dachte ich erschrocken. Wäre ja nicht das erste Mal.

„Was mache ich denn jetzt?" fragte ich ihn. Langsam schnürte sich mein Hals zu und ich kämpfte bereits mit den Tränen.
„Ach, Mädchen, mach dir keine Sorgen, die sind in der Dampfsauna – dahinten." Er deutete in eine Richtung und ich wollte aufspringen um ihn dort irgendwo zu suchen. Ich wollte Gewissheit haben und nicht länger alleine sitzen. Da ging eine der Türen auf und die Gruppe kam völlig durchnässt heraus. Sie redeten und duschten sich ab, sie hatten offensichtlich beste Laune. Dann kamen sie auf unseren Tisch zu und Thomas schüttelte lachend über mich seine ekligen nassen Haare aus.

„Gleich kommst du dann aber mit, dann gehen wir in die andere Sauna, die ist nicht so heiß für den Anfang", sagte er, zog meine Kapuze zurück und machte auf „superlustig".
Dann erst stutze er und bemerkte wohl, dass ich kurz vom Heulen war.
„Deine Freundin hat dich schon vermisst", sagte der Mann amüsiert.
„Wie kannst du denn so ein „armes Kind" hier einfach alleine lassen?"

„verlassen und verloren"

Ich war vier Jahre und ein paar Monate ... das weiß ich deshalb so genau, weil mein Cousin auf dem Rücksitz saß und fragte wie alt ich sei. Mein Vater, auf dessen Schoß ich vorne auf dem Beifahrersitz saß, antwortete, ich sei vier.
Ich wusste selbst, wie alt ich im Januar geworden war. Aber ich war wie so oft stumm.

Dass es Frühling war, weiß ich, weil die Bäume einer Allee, auf der wir entlang fuhren, viele kleine weiße Blüten hatten.

Worauf mein Onkel, der den Wagen fuhr sagte, es habe wohl wieder geschneit.

Ich wusste aber, dass es kein Schnee, sondern Blüten waren. Ich wusste nicht, dass mein Onkel hier wohl einen Scherz machte.

Aus heutiger Sicht nehme ich das einfach einmal an. Damals dachte ich, er wusste das nicht.

Solche belanglosen Erinnerungen habe ich in rauen Mengen in meinem Kopf ... Sie blitzen bei einem Baum mit weißen Blüten ebenso zwischen meinen heutigen Gedanken auf, wie viele andere Erinnerungen.

Diese allerdings hat einen sehr beklemmenden weiteren Verlauf, den ich möglichst vergessen möchte.

Warum saß ich vorne auf dem Schoß und nicht hinten neben meinem Cousin?

Ganz einfach ... die Rückbank war mit irgendwelchen Sachen bepackt, deshalb wohl hatte mein Vater mich einfach nach vorne genommen.

Lediglich ein kleiner Platz für meinen Cousin war noch hinten frei.

Mein Onkel fuhr auf eine Tankstelle. Meine Eltern hatten kein Auto. Deshalb war das alles ein ziemliches Ereignis für mich. Die Tankstelle machte mich ziemlich neugierig.

Ich wäre gerne ausgestiegen, aber sprach ja zu der Zeit mit niemanden, wenn nicht meine Mutter, Oma oder meine Geschwister bei mir waren. Also sagte ich nichts.

Zu meinem Glück machte mein Vater die Türe auf und stieg mit mir aus. Sofort ging ich zu der Zapfsäule und sah, dass sich darin ein Propeller bewegte.

Ich hätte gerne gefragt, wieso das ohne Wind sich drehen kann, denn ein dickes Glas schloss den Propeller von der Luft ab. Das hatte ich untersucht. Etwas anderes musste es sein. Etwa das, was da durch den Schlauch floss?

Die ganze Sache faszinierte mich derart, dass ich nicht bemerkte, dass mein Onkel längst wieder ins Auto gestiegen war.

Ich sah auch nicht, dass mein Vater bereits wieder im Auto saß.

Erst als der Motor dicht neben mir aufheulte, bekam ich wegen des Geräusches einen furchtbaren Schrecken und sprang zurück, lief ein paar Meter weg.

Das Fenster hatte mein Vater heruntergekurbelt, sodass ich hörte, wie er zu meinem Onkel sagte: „Komm fahr mal los! ... mal gucken was sie macht."

Dabei sah ich sein Gesicht, denn er sprach zwar zu meinem Onkel aber schaute mit einem fiesen Grinsen mir mitten in mein Gesicht.

Dieses Gesicht mit diesem Grinsen ist leider in meinem Kopf als ein Bild abgespeichert. Es hat mich alle Zeit, in der ich mit meinem Vater zu tun hatte, begleitet und ich habe selbst in Abwesenheit und nun nach seinem Tod Mühe, mir ein anderes Bild, als dieses „eingebrannte" vor meinem inneren Auge zu sehen.

Er kann nichts dafür. Das weiß ich. Ich allerdings auch nicht.

Mit niemanden meiner Familie habe ich jemals darüber gesprochen.

Es passierte alles unmittelbar gleichzeitig. Der Logik nach kann es auch nur Sekunden gedauert haben.

In meiner Erinnerung sind aber alle Details dabei, selbst meine Kleidung, die ich trug, meine Schuhe, auf die ich hinunter sah um diesem Blick zu entkommen, der Tankstellengeruch, das Motoren-

geräusch und meine körperliche Empfindung so abgespeichert, dass sich durch hintereinandergeschaltetes Aufrufen der vielen Einzelheiten die Szene abspult, als sei sie in Zeitlupe gedreht worden.

Sie fuhren tatsächlich und sein Kopf steckte sich aus dem Fenster ... gleichbleibend dieser Gesichtsausdruck, für den ich ihn hasste; von dieser Stunde an.

Ich weiß, dass man das nicht darf und nicht tut. Ich sage es dennoch, weil es, wenn überhaupt, hier in meine eigenen Erzählungen eben nun mal hingehört.

Meine Angst war in diesem Moment nicht, ohne meinen Vater zu sein.

Meine Angst war, wie ich den Weg zurück alleine finden würde.

Ich war nicht glücklich, als er hielt und rief: „Na dann komm doch schnell zu deinem Papi!"

Ich war nicht dankbar. Ich war nur froh, dass ich die Aussicht hatte, wieder bei meiner Mutter in Sicherheit zu sein ... wenn wir diese Fahrt hinter uns gebracht haben.

Es gab keine Worte und keine Begriffe für mich als Vierjährige. Ich hätte es nicht beschreiben können. Aber ich weiß, was ich in Form von Bildern und Gefühlen gedacht habe. Ich erinnere mich, wie verlassen und verloren ich mich gefühlt habe und das bei meinem Vater, dem ich nie so viel Zuneigung gegenüber empfand, weil er meistens unnahbar und für mich unerreichbar war, aber dem ich blind vertraute; bis zu diesem Tag.

Niemals habe ich es vergessen, niemals mehr habe ich seinen Worten geglaubt.

Man lässt niemanden in fremden Situationen alleine. Auch nicht, um sich einen Spaß zu machen. Auch nicht, wenn man es nicht wahr machen würde, sondern nur so tut als ob.
Schließlich kann keiner die Absicht des anderen kennen. Ich kann es jedenfalls nicht.
Darum ist nichts daran ein Spaß. Es verdirbt jedes Vertrauen und es ist ihm auch niemals gelungen, das je wieder gut zu machen.
Als es mal in einer der vielen Krisen meiner Eltern hieß, sie würden sich scheiden lassen, bekam ich mit, wie er laut schimpfte, dass es nicht feststehen würde, zu wem die Kinder kämen.
Ich beschloss im Falle, dass es wirklich so sein würde, dass ich auf meinen Vater angewiesen sei, vor einen LKW zu springen ; morgens auf dem Schulweg … um halb 8 auf der Hauptverkehrsstraße.
Das wäre der vernünftigste Ort gewesen, für ein solches Vorhaben.

Und nun hatte ich wie so oft, wenn ich unerwartet in einer fremden Umgebung alleine gelassen werde, diese unangenehme Angst. Das unangenehme Gefühl. Das wird der Grund gewesen sein, warum ich dann doch noch in Tränen ausbrach. Eigentlich war ich nämlich wütend und extrem aufgebracht. Ich hätte eine ganze Menge sagen wollen. Vor allem, dass ich kein Kind sei und dass man so was nicht mir machen darf. Man lässt überhaupt keinen Menschen einfach sitzen, wo er fremd ist und sich nicht auskennt. Man lässt niemanden alleine und man setzt sich nicht als Fremder einfach auf einen Stuhl, der eigentlich besetzt ist. Zumal genug andere Plätze frei waren.
Und ich wollte ganz und gar nicht, dass nun alle sehen konnten, wie schlecht es mir ging. Das wollte ich eigentlich laut schimpfend sagen und ohne Tränen.

Stattdessen fragte ich nur leise und mit verheultem Gesicht: „Wo warst du denn?"
„Och je", kam da von ihnen. Sie taten so, als haben sie Verständnis. Aber sie lachten gleichzeitig.
Hätten sie aber doch Verständnis gehabt, hätten sie nicht gleichzeitig lachen können.
Man kann nicht Verständnis für etwas haben und mitfühlend sein, wenn man dann über das lacht, was sich so grässlich für denjenigen anfühlt, was derjenige zum Heulen findet. Das ist paradox und absolut verlogen.
Denn hätten sie tatsächlich verstanden und ebenso gefühlt, wäre ihnen das Lachen vergangen. Ebenso wie es mir vergangen war.
Irgendwie versuchten sie mich aber zu trösten, wollten mir alles erklären und Thomas zeigte mir die weiteren Räume. Ich bekam eine Cola und beschloss ihnen das zu verzeihen. Jochen setzte sich zu mir und nannte mir jeden Namen der Männer aus dieser Runde. Woher sie sich kannten, welche Verbindungen es zwischen ihnen gab, welcher davon sein Kollege war und wer bereits Kinder hatte.
Damit war die Angelegenheit für sie geklärt.
Ich fühlte mich dennoch unsicher und irgendwie klein und kindisch. Das aber war ja bereits ein mir bekanntes Gefühl. Ich hatte mich schon in vielen Situationen ganz genauso gefühlt.
Ich blieb einfach in jeder Gruppe ein „Kind" und in jeder Gruppe fremd und falsch. Immerhin aber war ich nun nicht mehr verlassen und verloren.
Aber es war ein fester Termin, Und feste Termine und Verbindlichkeiten sind eine Hilfe um das verlorene Gleichgewicht wieder zu erlangen.

Eine weitere Möglichkeit, wieder in „mein" Gleichgewicht zu kommen, mich von dieser Erfahrung zu erholen, lag in exzessivem Nachgehen meiner Interessen.
Das war z.B das Zeichnen von Naturstudien, die mir auch für ein Fach angerechnet wurden und die Beschäftigung mit einem neuen Instrument.
Ein Thema, welches mich intensiv beschäftigt, schluckt all meine Aufmerksamkeit. Das war schon immer so.
Nach der Schule oder nach anderen Stresssituationen brauchte ich mich absolut alleine. Nur so konnte ich meine Tierfiguren anordnen, wie sie angeordnet sich gehörten. Steine, Knöpfe, Bänder sammeln sortieren.
Und der absolute Hit: Bleibänder sammeln, die man unten im Saum von Gardinen finden kann.

Jedes Ding erfüllt (s) einen Zweck

„Was willst du denn wieder damit?"
„Bitte kann ich das haben, ich brauch das unbedingt", bettelte ich meiner Mutter am Nähtisch den Rest des Bleibandes ab.
„Du bist auch der talentierteste `Zweckentfremder´, den ich kenne", sagte sie lachend und reichte mir das Band. Das stimmte. Meine Art mit Dingen zu spielen unterschied sich mitunter bizarr von meinen Altersentsprechungen. Dinge erfüllten für die meisten einen bestimmten Zweck. Es war der Zweck des Dings an sich. Manche Dinge aber erfüllten nur „meinen" Zweck. Darum nannte mich meine Mutter so. Darum hatte auch die erste und letzte Barbie-Puppe in meinem Leben eine sehr kurze Zeit als „Ganzes am Stück" mit mir gehabt. Ich sezierte sie bereits am ersten Weih-

nachtstag, um an die beweglichen Gelenke zu kommen, weil sie als Zwischenstücke in etwas anderes eingebaut werden mussten.
Glücklich, dass das Bleiband nun mir gehörte, zog ich damit in mein Zimmer ab. Ich würde sogar rückblickend sagen, dass ich „unbeschreiblich" glücklich war.
Dann nahm ich eine Schere und begann den weißen Gewebeschlauch Stück für Stück abzuschneiden. Es erschienen so die matt-grauen Bleikugeln, die mit einem starken Faden zusammen gehalten wurden. Es war eine sehr mühsame Arbeit, das enge Band in winzige Stücke zu schneiden, den Kugelstrang als Ganzes freizulegen. Zwischendurch musste ich die Schere weglegen, meine Finger kneten, die bereits von der Schere rote Druckstellen hatten. Aber zur Belohnung für mein Durchhalten erhielt ich schließlich eine ca. 40 cm lange Kette, aus herrlichen Bleikugeln.
Dann war die Arbeit nur noch reines Vergnügen. Die dazwischenliegenden Verbindungsfäden schnitt ich nun durch und ließ Kugel für Kugel nacheinander in einen Kasten fallen.
Das war nicht irgendein Kasten. Ich hatte ihn nur für diesen Zweck aus Legosteinen gebaut, bereits in der Vorstellung und Hoffnung, es würde nachher ein solches Stück Bleiband für mich übrig bleiben.
Nicht auszudenken, wie groß die Enttäuschung gewesen wäre, hätte ich kein Glück gehabt.

Der Kasten war von außen betrachtet ein nichtssagender Klotz aus Legosteinen, mit jeweils oben und unten einer Bodenplatte verstärkt. Auf das Äußere legte ich dieses Mal keinen Wert.
Die Seiten waren gerade gemauert, mit Glassteinen und Fenstern, damit man in das Innere sehen konnte. Innen aber, befand sich

ein kompliziertes Labyrinth mit Treppen und Rundungen aus Bogensteinen.

Hätte ich dieses Gerät nicht erfunden, hätte mir wirklich an vielen Tagen etwas Entscheidendes gefehlt.

Bereits während meiner Stunde Nachsitzen, weil meine Rechenaufgaben wieder nicht vollständig waren, dachte ich nur voller Sehnsucht daran, gleich zu Hause zu sein und meine Kiste benutzen zu können. Ich konnte an nichts anders denken; die Stunde verging wie zäher Honig, der nicht vom Löffel will.
Wozu diese Stunde gut gewesen sein sollte, fragte ich mich im Stillen. Denn erledigt, im Sinne von gemacht, gerechnet oder gar verstanden, was da zu rechnen gewesen wäre, hatte ich diese Aufgaben immer noch nicht.

„Ach, Regine ... du bist ein hoffnungsloser Fall. Packe ein und ab nach Hause mit dir!"
Der hoffnungslose Fall hatte es verdammt eilig. Er musste ja versuchen, die verlorene Zeit, irgendwie durch Rennen, wieder aufzuholen.

Zu Hause setzte ich mich in meine Ecke und wollte nur noch Eins; den Rest des Tages mit meiner Kiste alleine und ungestört sein.

Ausgerechnet da kam Lisa ein Mädchen, das im Erdgeschoss wohnte.
Nicht immer kam sie ungelegen, aber heute ganz besonders.
Widerwillig ließ ich sie in mein Zimmer, denn es wäre unhöflich gewesen, sie weg zuschicken.

Auf ihre Spielvorschläge konnte ich aber heute absolut nicht eingehen. Ich bemerkte bereits, wie mit jeder Frage und jedem weiteren Geräusch, was sie machte, Wut in mir hoch stieg.
„Was ist in der Kiste?“
„Kugeln!“
„Hmmm ... mach doch mal auf!“
„Nee!“
Anhaltend beschäftigte ich mich mit der Kiste, ließ die Kugeln durch das Labyrinth rollen. Beim Kippen der Kiste veränderte sich das Geräusch und Geklapper, je nachdem, wieviele Kugeln an welcher Öffnung gleichzeitig durchrollen konnten. Außerdem übertrug sich dieses Rappeln durch Vibration auf meine Hände und Arme. Das war ein sehr angenehmes Gefühl. Das Entscheidende dabei waren die Gewichtsveränderungen.
Und ganz eindeutig: Lisa störte.
Ich konnte mich überhaupt nicht in Ruhe beschäftigen. Sie sollte gefälligst verschwinden. Selbst wenn sie da saß und nicht fragte, störte mich ihr Blick. Ich sah ihn nicht aber spürte ihn, wie kleine Piekser auf meinem Rücken. Und ich hörte ihren Atem. Das war ebenso nervtötend wie das Gequatsche von ihr.
„Warum machst du das?“
„Was?“
„Na, das mit der Kiste? Was machst du damit?“
„Siehst du doch, ich spiele!“
„Das ist kein Spiel.“ behauptete sie und forderte mich wieder auf, die Kiste auf zu machen.
„ Nein, das muss zu bleiben, da sind Kugeln drin, die sind wichtig. Wenn da nur eine fehlt, ist alles kaputt!“

Eine schreckliche Vorstellung. Lisa und überhaupt niemand, durfte diese Kiste in die Finger bekommen. Die würden sie bestimmt zerstören.

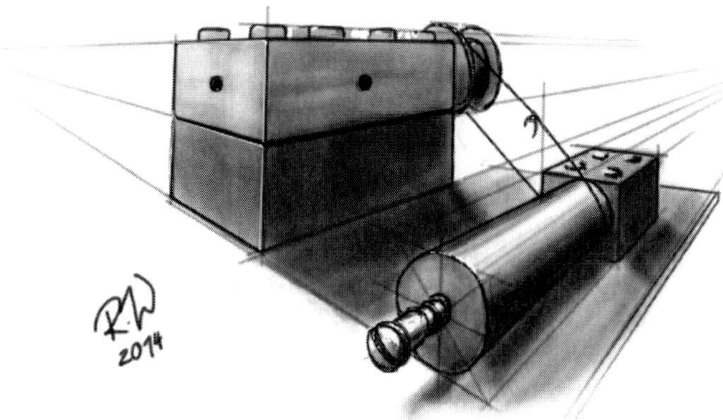

„Ich hätte sie geheim halten sollen“, dachte ich, sagte aber zu ihr: „Du kannst meinetwegen mit den anderen Sachen was machen, ich spiele jetzt nicht mit dir.“

„Sag wenigstens, wozu die ist und wofür da die Kugeln drin sind“, quengelte sie.

„Ja, hörst du doch ... also gut. Ich gebe sie dir kurz und du machst die aber nicht auf, verstanden!“

„Klar, sagte sie und setzte sich erwartungsvoll in aufrechter Position. Ich gab sie ihr sehr vorsichtig in beide Hände.

„Oh, ... schwer“, staunte sie. Dann schüttelte sie unerwartet heftig die Kiste.

„Nicht so!“, maulte ich und war besorgt, ob die Innenkonstruktion so einer brutalen Bearbeitung stand hielt.

Darum nahm ich ihr die Kiste nun auch gleich wieder ab und prüfte sorgfältig, ob sich alles noch genauso anhörte, keine Geräuschveränderung auf einen losen Stein im Inneren hindeutete. Alles gut! Die Innenkonstruktion hatte bestanden.
Lisa hatte aber nicht bestanden. Sie kapierte nämlich nicht, worauf es bei der Kiste ankam. Es gab nichts zu erklären, was sich nicht selbst erklärt hätte. Wenn sie nicht kapierte, dass man glücklich war, im Besitz so einer Kiste, dann war ihr eben nicht zu helfen.
Ebenso wenig verstand sie, wie wichtig mir nun die Zeit war, die ich mit meiner Kiste alleine sein musste.
„Lass mich jetzt!", sagte ich also dann doch noch und wusste genau, es gehörte sich eigentlich ganz und gar nicht.
„Du bist doof!", sagte sie im Rausgehen. „Du und deine doofen Ideen."

Solche exzessiven Beschäftigungen mit Dingen oder Themen sind wichtig. Sie geben Sicherheit und Rückhalt in Unruhezeiten. Sie lenken den Fokus auf sich selbst und man entzieht sich damit leichter der ständigen Grübelei unlösbarer Gedankenspiralen.
Dabei kann eine Beschäftigung durchaus die Aufmerksamkeit der Art beanspruchen, dass man mehr als den Stress um sich herum vergisst: das Essen, das Trinken nämlich. Die Zeit und die Versorgung seiner eigenen Angelegenheiten und sich selbst.
Für mich ist Zeichnen oder heute auch das Thema Medizin eine solche Beschäftigung oder das gedankliche Erfinden solcher „unsinnigen Konstruktionen", wie ich es als Kind bereits tat.
Ein weiteres Spezialinteresse von mir scheinen Musikinstrumente zu sein.

Sie haben eine magische Anziehungskraft, die mich so in den Bann ziehen, dass ich sämtliche Sorgen, Stress, Hunger und Durst vergesse.
Es gibt zwei Eigenschaften, die ein Musikinstrument haben kann, aber nicht unbedingt hat.
Ein Instrument mit hoher optischer Komplexität ist wesentlich begehrter als eines mit niedrigem Komplexitätsgrad. Die bereits sichtbare mechanische Funktion, wie Klappen, Hebel, Ventile, Knöpfe, sind wesentlich faszinierender, als ein gerades Stück Holz mit Löchern.
Dann ist natürlich der Klang, der Ton eines Instrumentes eine weitere wichtige Eigenschaft. Und nicht jedes Instrument, das mich optisch reizt, hat den gerade passenden Ton, die entsprechende Schwingung, die der Ton erzeugt, für die mein Gemütszustand gerade erreichbar ist.
Einen Gefühlszustand stelle ich mir in einer Wellenbewegung vor wie fließendes Wasser, mal sanft und leicht, mal gewaltig und tobend.
Musik und die Stimmung / Schwingung der Töne, muss sich dieser Wellenbewegung anpassen. Sonst kommt es im Fluss meines Gemütszustandes zu Verwirbelungen.
Jedes Instrument ist auf die eine oder andere Weise darum sinnvoll. Die meisten Instrumente, zumindest in den Grundzügen, auch spielbar für mich. Welches ich auch ausprobiert habe, nach einiger Zeit hatte ich das Prinzip jedes Instrumentes verstanden und konnte meinen Stimmungen, die ich im Kopf hatte, Töne und somit Ausdruck verleihen.
So wie Gedankenbilder Stift und Papier brauchen, benötigt eine Emotion auch Töne für den Transport nach außen.

Ich bekam Gerds Violine. Er erklärte mir kurz die Griffweise und ich arbeitete mich Ton für Ton an jeder Saite entlang, bis ich verstanden hatte. Dann war das Spielen darauf das Erste, das ich morgens brauchte und das Letzte, das ich Abends vor dem Schlafengehen tat. Ich spielte alles natürlich alles nur nach Gehör, weil ich mich immer geweigert habe, einen Musikunterricht zu besuchen. Der hätte ja schließlich wieder fremde Orte, fremde Leute bedeutet. Absolut unmöglich war es meinen Eltern, auch nicht mit mehreren Anläufen, mich hierzu zu bewegen.

Mit dem Bogen ließen sich die Töne regelrecht aus den Saiten „herausziehen". Außerdem passten die lang gezogenen Töne zu meiner gerade melancholischen Stimmung. Irische Stücke eigneten sich besonders und waren mit einigen Improvisationen schnell neu arrangiert, sodass ich stundenlang spielen konnte, ohne dass es mir langweilig wurde.

Außerdem liebe ich Wiederholungen, meine Nachbarn mögen da anderer Meinung gewesen sein. Es würde mir aber immer schwer fallen, hier Rücksicht nehmen zu müssen. Ich brauche die Musik und auch die Erlaubnis, sowie Möglichkeit, Musik zu machen.

Ich brauche Rhythmik, wenn um mich herum alles arythmisch erscheint. Ich brauche eine Stimme, wenn ich stimmlos, bzw sprachlos geworden bin.

Und beides erhalte ich durch Musik, wenn ich sie selbst entstehen lassen kann.

Das passive Hören ist bereits gut und wichtig. Je nach Art der Musik ist es der Klangteppich, den ich benutze, um in meinen Kopfbildern, Szenen und Erlebnisse wieder und wieder abzurufen, die ich entweder wiederhole, weil ich sie verstehen will,

oder weil ich mich aus einer gerade aktuellen Situation herausziehen möchte.
Aber zur Not geht es auch ohne. In meinem Kopf sind viele Stücke gespeichert wie Bilder und Erlebnisse. Die Stücke habe ich teilweise mehrstimmig abrufbar jederzeit parat. Und manchmal müssen sie eben aus mir raus. Dann brauche ich ein Instrument so dringend, dass es schmerzhaft ist. So dringend, dass ich alles liegen lasse, um die Melodie, die nach außen drängt auch nach außen transportieren zu können.
Darum benötige ich eben diese verschiedenen Musikinstrumente, von denen ich mittlerweile eine beachtliche Anzahl besitze.
Ich brauche sie nicht unbedingt, um mit anderen Menschen ein gemeinsames Hobby zu pflegen, auch wenn ich zugebe, dass die Klangerlebnisse innerhalb einer Gruppe wesentlich größer sind, als wenn man ein Instrument alleine benutzt.
Aber eigentlich muss ich mit dem Instrument auch ganz alleine sein dürfen, damit es irgendwie „heilsam und tröstend" wirkt. Damit mir keiner dazwischen quatscht.
Ein Instrument ist ebenso wertvoll und wichtig wie Freunde. Das wird nun vielleicht die verwirren, die ich meine Freunde nenne.
Seid aber versichert, dass sich an meiner Zuneigung zu euch mit dieser Ansicht, die ich hiermit verraten habe, nichts ändert. Es schmälert ja nicht das, was ihr für mich bedeutet. Es zeigt nur, wie wertvoll mir tatsächlich gewisse Dinge sind. Gleichwertig, nicht abwertig ist das zu verstehen.

Ein Saxophon

Dann kam Karin auf die Idee, sich ein Saxophon anzuschaffen und sich für das Erlernen des Instrumentes an einer Musikschule anzumelden.
Sie brachte das Saxophon mit in den Arbeitsraum.
Ich war gleich begeistert. Das war ein unglaubliches Gerät. Es stellte durch seine komplexe Mechanik alles andere in den Schatten, was ich je gesehen hatte.
Dabei gab es vor, absolut schwer spielbar zu sein.
Aber es gehorchte sofort. Für jemanden, der meine Leidenschaft nicht teilt, ist es vielleicht kaum nachvollziehbar, dass ich so überwältigt war, dass mir während des Spielens Tränen übers Gesicht liefen. Es ging mir etwa so, als hätte ich jemanden jahrelang vermisst und nun endlich wiedergefunden.
„Spiel mal das jetzt!“, sagten sie nacheinander und gaben mir Liedtexte oder Melodien bekannter Stücke vor.
„Wie machst du das?“, wunderten sie sich. Wie sollte ich es anders machen? Ich weiß, was ich denke, also weiß ich was das Gerät tun soll. Ich höre es schließlich in meinem Kopf.

Ich bin stattdessen extrem beeindruckt, wenn andere auf ein Notenblatt schauen, und ohne dass sie das Stück in ihrem Kopf hören, es dann herunterspielen.
Das sind für mich echte Musiker. Ich wünschte mir, das auch zu können.
Aber dafür sind Wünsche ja da. Sie können immer nur so lange Wünsche sein, wie sie unerreichbar sind. Und weil wir uns immer gerne etwas wünschen, glauben wir stets das zu brauchen, was andere haben und uns fehlt.

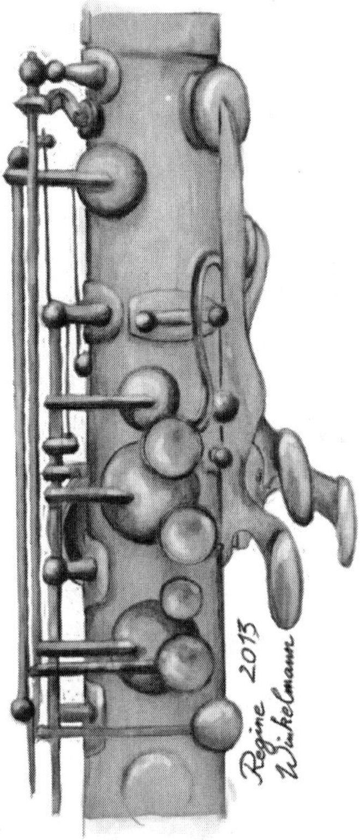

Und ich brauchte dringend ein Saxophon, das stand fest. Mit Karin zusammen stand ich ein paar Tage später im Musikhaus. Der Besitzer war ein Freund meines Bruders und in diesem Laden hielt ich mich sowieso immer gerne auf.

„Ach Regine, was brauchste? Ist dir schon wieder ´ne Saite gerissen?“

„ Nein Jan, ich brauche jetzt dringend mal ein Saxophon“, sagte ich und suchte bereits die Regale ab, die voller Instrumente standen.

Er schien nur mäßig überrascht und sagte: „Nee, ist klar, das fehlt dir ja auch noch in deiner Sammlung.“
Ja, das fehlte mir tatsächlich, darum war es mein größter Wunsch.
„Dann will ich mal sehen, was ich für dich tun kann. Was hast du dir denn vorgestellt? Sopran, Alt, Tenor?“
Genaueres aber ging alles an mir vorüber, denn ich hatte nur Augen für die vielen Instrumente, die in diesem großen Musikgeschäft vorrätig waren.
Dann sagte er, dass er „mein“ Saxophon etwa nächste Woche geliefert bekäme. Er würde mich anrufen, dann könne ich es ausprobieren und mich entscheiden.
So lange noch musste ich warten? Das war enttäuschend.
Für Karin auch, denn sie konnte die Bettelei nicht länger ertragen. Jeden Tag fragte ich sie, ob ich spielen darf und sie war wirklich großzügig. Nur, wenn ich es hatte, konnte ich es kaum wieder hergeben.
Dann kam Jans Anruf endlich und ich fuhr sofort in die Stadt. Nach ein paar Tönen setzte Jan sich an den großen Flügel und wir spielten ein Stück nach dem nächsten. Manchmal waren Kunden dort und wir hatten Zuhörer. Das machte uns beiden nichts und Jan überließ sie einfach einem Mitarbeiter.
Es war ein sehr schönes Erlebnis, gemeinsam mit jemanden zu spielen. Es war einfach ein volleres Klangerlebnis. Die Akustik des großen Raumes schien außerdem besonders geeignet zu sein. Gleichzeitig entdeckte ich auch, wie schön es sich anfühlte, mit Jan in diesem Moment gemeinsam auf der selben Welle zu schwingen, die selbe Stimmung und Emotion zu erleben.

Das war ein sehr schönes Gefühl, das ungefähr im unteren Brustkorb entstand und so anwuchs, dass der Platz kaum reichte, den dieses Gefühl in Anspruch nahm.
Wir waren uns so einig in diesem Moment, wie nur beste Freunde sich einig sein können. Wir verstanden uns prächtig und kommunizierten miteinander.
Eine Art Kommunikation ohne Worte vielleicht?
Es gab günstigere Instrumente, aber Jan sagte: „Da brauchst du gar nicht erst dran zu denken. Du brauchst ein solides Gerät und was billiges gebe ich dir erst gar nicht. Der Klang ist OK, es spricht direkt an und es ist deines. Du bekommst es zum Einkaufspreis. Wenn Du es jetzt nicht zahlen kannst, machst du das später, so wie du kannst."
Ich zahlte alles, was ich zur Verfügung hatte und den Rest, den würde ich schon irgendwie aufbringen. In den nächsten Tagen zur Blutspende gehen, das gab 50 D-Mark und etwa dasselbe Geld für drei Stunden Modellstehen im Aktzeichenunterricht.
Ich fuhr also sehr glücklich mit meinem eigenen Saxophon zurück in unseren Arbeitsraum. Ich würde sogar rückblickend sagen, dass ich „unbeschreiblich" glücklich war.

Das Erlebnis, gemeinsam mit anderen Musik zu machen, ermutigte mich dann auch letztendlich, mit Karin zusammen in einer Gruppe zu spielen. Ohne Karin als Begleitung hätte ich diesen Schritt niemals gewagt.
Sie war der notwendige Vermittler zwischen mir und den fremden Menschen. Das beruhigende Gefühl, dass wir alle ein gemeinsames Thema, ein gemeinsames Interesse teilten, half mir ebenfalls über meine Zweifel hinweg

Die regelmäßigen Proben am Mittwochabend waren eine weitere planmäßig stattfindende Aktivität. Und doch waren sie wieder wegen der Menge der verschiedenen Personen anstrengend. Jeder Mittwoch ein neuer Kampf und eine echte Überwindung.

Aber wegen der Sache, wegen der Musik und des gemeinsamen Spielens und eben dieser Empfindungen dabei, ging ich dort hin.

Nicht ein einziges Mal hätte ich mich an einem Treffen beteiligt, was unabhängig von unserer Sache, Musik zu machen, stattgefunden hätte.

Außerhalb dieser gemeinsamen Thematik hatte ich keinerlei Ambitionen empfunden, mich mit den anderen Teilnehmern oder einigen von ihnen zu treffen.

Die Personen waren nur Freunde innerhalb dieser begrenzten gemeinsamen Thematik.

Hier verstand ich sie, hier bewegten wir uns gemeinsam auf gleicher Welle schwingend. Darüber hinaus waren es lediglich Mitspieler.

Ich ordnete allen nicht einmal ihre Namen zu, sondern ausschließlich ihre Instrumente.

Karin schien da ganz anders mit umzugehen. Sie unterhielten sich oft über private Dinge und wir waren bald eine Gruppe Menschen, die sich offensichtlich sehr gut verstanden. Ich gehörte dazu, so schien es auch objektiv zu sein. So empfand ich es aber nicht.

Ich gehörte nie wirklich zu einer Gruppe, wenn sie nicht innerhalb meines Kontextes bestand, in dem ich mich sicher bewegte. Jeder Austausch über Themen, die mir fremd sind und die ich nicht nachempfinden kann, ist mühsam und ein Minenfeld für Fettnäpfchen, in die ich trete.

Das wird auch leider immer so bleiben, fürchte ich. Das wird ein andauerndes Gefühl sein, was mich oft hindert, neue oder durchaus erwünschte Beziehungen und Begegnungen zu haben. Mich strengte es unglaublich an, wenn zu viele Pausen zwischen den einzelnen Stücken gemacht wurden.
Dann wurde gequatscht und gelacht. Und wieder verstand ich zu wenig und zu langsam, das zwischen den Menschen an Botschaften hin und her ging.
Sie gingen gerne nach Auftritten oder nach Proben noch etwas trinken oder essen. Wenn es sich nicht glaubwürdig vermeiden ließ, ertrug ich eben diese Form sozialer Anpassung. Entscheidend war, dass mindestens einer der drei Bezugspersonen dabei waren. Das waren Karin und nachher noch zwei weitere. Einer von ihnen war Minimum. Am liebsten aber waren mir immer mehrere. Für alle Fälle, zur Sicherheit.

Somit wurde auch der Mittwochabend ein fester Bestandteil meiner Woche.

Verbindlichkeiten erleichtern den Alltag

So fand ich mich langsam wieder ein in eine Woche voller geplanter Abläufe. Regelmäßige Stundenpläne und wöchentlich fest strukturierte Termine. Das war anstrengend, aber nur so blieb ich in der notwendigen Bewegung und wusste genau, was mich am nächsten Tag erwartete.
Eine katastrophale Auswirkung hatten Terminänderungen oder unvorhergesehene Aktivitäten. Die spontanen Veränderungen, die für andere keinerlei Schwierigkeiten zu sein scheinen, ertrage ich noch heute nicht.
Selbstverständlich sind hintereinander gelegte Aktivitäten und Verpflichtungen eine weitere Anstrengung und die nehmen wieder Zeit in Anspruch, die für Ruhe und Regeneration fehlt.
Allerdings reduziert der geplante und wiederholte Ablauf jene weitere ungeregelte und unbelegte freie Zeit, die sich oft so unangekündigt mit Unvorhersehbaren füllt.
So sind Pausen in der Schule oder in verschiedenen Jobs, die für die anderen als Regeneration dienen, für mich immer schon der viel belastendere Akt jeder Teilnahme gesellschaftlicher oder institutioneller Verpflichtungen gewesen.
Es sei denn, ich kenne die Menschen gut und ich kann weitgehend mit der gerade stattfindenden Thematik umgehen. Das sind in der Regel sachbezogene Themen. Wenn die Personen wirklich Kenntnisse austauschen und an diesem Austausch interessiert wirken, bleibt alles weitgehend unanstrengend.
Oft verlassen die Personen aber plötzlich und ohne mir erkennbaren Grund das Thema und ein Gespräch wird dann zunehmend oberflächlich, sinnlos und steckt somit wieder voller Missverständnisse .

Die Gespräche und die Absichten verschiedener Personen nicht interpretieren zu können bedeutet, dass man immer viel längere Zeit benötigt, um dem Gesprächspartner zu folgen.
Wenn dabei häufig Ironie oder Sarkasmus verwendet wird, kann das sehr belasten und verunsichern.
Eine weitere Schwierigkeit besteht dann darin, dass ich nicht in der Lage bin, zu erkennen, wie eine Person mich selbst bewertet. Was sie mir gegenüber genau beabsichtigt ist schon schwer genug, aber unmöglich ist einzuschätzen, ob sie es mit mir gut oder schlecht meint.
Ich spüre nie im gleichen Maße, ob eine Person mich mag, wie ich empfinde, dass ich sie mag.
Ob eine Person mich ablehnt, wie ich Ablehnung gegenüber manchen Personen empfinde.
Ich besitze zwar viele intensive Gefühle, die ich glaube, erkennbar zu ihnen zu senden, doch weder in der selben Intensität noch Qualität empfinde ich, was eine Person mir gegenüber empfindet oder was sie zu mir sendet oder senden will.
Und selbst, wenn es angeblich deutlich ist, erkenne ich es nicht intuitiv.
Also bin ich immer angewiesen auf klare und deutliche Signale: eine freundliche Stimme, freundliche Worte.
Wie falsch man damit liegen kann, erfuhr ich ja durchaus öfter.
Wie kräftezehrend dieser ständige Interpretationsversuch ist, würde ich sehr gerne einmal mitteilen. Denn aus heutiger Sicht weiß ich eben, dass es der Hauptgrund für die eingeschränkte Arbeitsfähigkeit ist, die ich und viele Autisten haben.
Der anschließende Klärungsprozess, den ich meistens mit mir ganz alleine durchleben muss, dauert mitunter Tage und führt selten wirklich zum Verstehen.

Habe ich nicht die Möglichkeit, mit einer mir vertrauten Person im Nachhinein solche Gesprächsverläufe durchzugehen und mit deren „Sozialkenntnissen“ die Verständnisschwierigkeiten zu lösen, kann mich das Erlebte und Unverstandene in eine tiefe und lang andauernde Erstarrung bringen.
Dadurch ist dann für die nächsten Tage meine Handlung, mein Denken derartig eingeschraubt und blockiert, dass ich weder arbeiten, noch irgendwelche Termine wahrnehmen kann.
Ich bin dann sogar körperlich in einer Starre. Sämtliche Muskeln verkrampfen sich schmerzhaft und nicht selten werde ich richtig krank.
Es ist nicht unbedingt die Sache oder ein Thema, das mich so derart belastet. Es sind immer die sozialen Kontakte, Konflikte und das Nichtverstehen der für mich undeutlichen Signale und Botschaften, das mich derart beansprucht, dass ich oft nur zur Hälfte tauglich bin.
Ob es mir nicht in der letzten Zeit zu viel sei, was an Terminen und Veranstaltungen ich mir da zumuten würde, fragte der Therapeut der Autismustherapiestelle neulich. Ob es mir denn überhaupt noch gut ginge damit, fragte er.
Das waren zwei Fragen mit einer Verknüpfung.
Die Frage, ob es mir gut ginge mit den vielen Terminen zu einer Sache, zu einem Thema kann ich mit „Ja“ beantworten.
Die Frage, ob es mir insgesamt gut ginge, eindeutig mit „Nein“.
Die Verknüpfung war allerdings in dieser Fragekombination nicht zu beantworten. Darüber muss ich erst nachdenken und mir selbst klar werden, wie paradox ich doch wohl als Person zu sein scheine.

Die zwischenmenschlichen Verwirrungen und Missverständnisse, die ich immer wieder und gerade heute so deutlich erlebe, sind das, was zu viel und das was belastend ist.
Begegnungen mit Menschen, die ich nicht verstehe, die eine undurchsichtige Absicht haben, ist die, die möglichst reduziert werden sollte.
Wie gut, dass ich heute hier die Interpretationshilfe und Übersetzung durch einige Personen bekomme.
Wie gut, dass ich überhaupt gelernt habe, Fragen und Verwirrungen Punkt für Punkt mit ihnen durchzusprechen und sie mir die Sichtweise und die Absichten der nichtautistischen Menschen erklären.
Nicht, dass jemand nun auf den Gedanken kommt, dass ich die Sichtweisen und Absichten autistischer Menschen grundsätzlich besser verstehe.
Das ist keineswegs der Fall, wie ich an meinen betroffenen Kindern oft genug erlebe.
Doch drücken sich die Menschen mit Autismus mitunter etwas präziser aus.

Sonntage sind leere Tage

Seit der ersten Klasse, mag ich keine Sonntage. Es waren meistens Sonntage, die mit Familienbesuchen gefüllt wurden, die mit Fahrten zu Verwandten verplant wurden.
Außerdem denkt man den ganzen Sonntag mit Bauchschmerzen an die bevorstehende Schulwoche. Und damit ist ein Sonntag der unbeliebteste Tag seit meiner Kindheit.
Das Wochenende war immer viel zu kurz. Ich benötigte mich selbst und bekam mich nicht oft genug alleine.
Während des Studiums war der Sonntag wiederum ungefüllt. Er war leer. Darum auch so einsam und unerträglich, wie Sonntage eben unerträglich sind.
Kaum jemand arbeitete in unserem Arbeitsraum. Die wenigsten waren erreichbar.
Das war genauso unangenehm, weil diese unbegleitete Zeit zu lange war.
Ich füllte sie darum irgendwie zweckmäßig und sinnvoll mit dem Zeichnen, für das ich eine weitere Studienfachbescheinigung bekam, die ich noch benötigte.
Wie bei allen Tätigkeiten, die ich intensiviere, verlor ich mich zeitlich und persönlich bei dieser Zeichnerei.
Ich zeichnete Objekte; alltägliche Dinge, die einem überall begegnen. Bald sah ich nur noch jede Uhr, jede Zahnbürste, jede Schraube als solch einen Gegenstand, den es unbedingt zu zeichnen galt.
Objekte betrachtete ich ausschließlich mit diesen Gedanken, wie Oberflächentexturen und Licht und Schatten darzustellen seien.

Ich wurde schneller in meiner Arbeit, aber nicht unbedingt besser. Das ärgerte mich massiv und ich arbeitete teilweise bis zum nächsten Sonnenaufgang. Schlief dann ein, wenn andere aufstanden. Mein Tag-Nacht-Rhythmus drehte sich innerhalb kurzer Zeit um, was schnell auch wieder zu Strukturverlust führte und damit weitere Probleme mit sich brachte.
Es fehlte mir konkret beim Aufbau der Zeichnungen die Fertigkeit, eine exakte perspektivische Vorkonstruktion anzufertigen. Für die Naturstudien, die unzähligen Insekten, Pflanzen oder Pilze hatte ich mein Augenmaß, was absolut ausreichte und mir auch beste Benotungen gab.

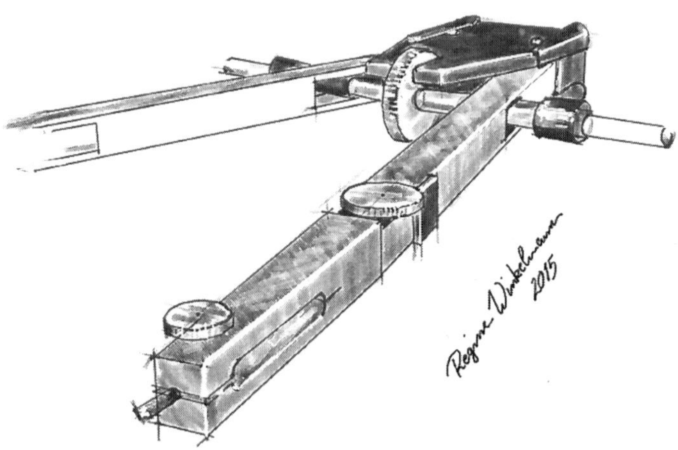

Bei den Objektdarstellungen kam ich per Augenmaß an meine Grenzen.
Das war zum Verzweifeln.
Ich saß nun in einer der langen Nächte allein in unserem Arbeitsraum. Die Müdigkeit und meine Wut auf mich und mein

Nichtkönnen werden dafür verantwortlich gewesen sein, dass ich mir irgendwann mit Wucht den Zirkel in mein Handgelenk rammte.
Es tat höllisch weh. Ich heulte vor Schmerz auf und rutschte vom Stuhl unter den Tisch. Ich fluchte über meine Blödheit und Nutzlosigkeit; konnte danach aber endlich unter meinem Tisch einschlafen.

Es scheint so typisch für mich zu sein, dass ich alleine auf mich gestellt, eine Struktur nicht aufrecht erhalte. So sehr ich sie doch benötige. Es fehlt mir Außensteuerung und der konkrete Hinweis, dass ich Pausen, Mahlzeiten, oder auch Schlafzeiten einhalten muss. Diese Dinge sind logisch und wichtig. Aber mir alleine nicht möglich, sie als feste Bestandteile in den Alltag zu integrieren. Das bemerkte ich damals bereits selbst, so offensichtlich waren die wiederholten Probleme.

Die Stelle an meinem Handgelenk ergab nach ein paar Stunden eine hässliche Entzündung. Ich log natürlich alle an, die nach fragten. Es sei unabsichtlich geschehen – was hätte ich sonst sagen sollen?
Es hätte geheißen, dass ich verrückt sei; was ich durchaus über mich selbst glaubte.
Was sollte ich aber mit dieser Wunde machen? Sie sah übel aus. Dr. Schuster schüttelte den Kopf und sagte, er habe noch nie erlebt, dass jemand derart in seinen eigenen Zirkel gelaufen sei. Ich sollte mein Hemd ausziehen und meine Hose. Er schaute überall, ob ich weitere Verletzungen hatte. Meine Aussage, es sei nur diese Stelle, reichte offensichtlich nicht.

Es gäbe einen Zeichenkurs, sagte Schreiner-Thomas ein paar Tage später.
Für perspektivisches Zeichnen. Karo würde auch daran teilnehmen, verstärkte er die Absicht, mich zu überzeugen. Sonntags um 10 Uhr an verschiedenen Orten, vor allem in der Wuppertaler Nordstadt mit ihren vielen Treppen; da würden wir uns treffen und zeichnen.
An Perspektive mangelte es mir ja in der Tat, da konnte man mit dem Zeichnen vielleicht beginnen und würde eventuell neue Perspektiven auch für das weitere Leben erhalten. (Das ist doch kein so schlechter Gedanke.)
Allerdings war der Kurs nicht von der Uni, sondern von der Volkshochschule. Also wieder alles fremde Menschen, wovon ich eigentlich gerade wirklich genug hatte.
Volker Winkelmann wäre der Dozent, den würde ich auch an der Uni schon gesehen haben und außerdem wären doch Karo und Thomas dabei, da könne doch nichts schief gehen.
Also von Thomas seinem Begleitschutz hatte ich genug. Obwohl ich sicher war, ihn sehr gerne zu haben, aber auf ihn war kein Verlass.
Karo schon eher. Auf Karo konnte ich mich bestimmt verlassen, er war ein „echter" Freund.
Ja, diesen Volker hatte ich schon mehrmals gesehen. Er war einer der Architekten. Aber bereits mit dem Studium fertig.
Nein, ihn deshalb zu kennen, wäre übertrieben ausgedrückt.
Und der sollte nun diesen Zeichenkurs leiten.
Hmmm, okay. Ich meldete mich ebenfalls an. War aber überzeugt, dass ich ohne Karos Begleitung nicht dort hin gehen würde.
Eine sehr gemischte Gruppe kam da zusammen.

Ältere und jüngere Personen, die entweder aus beruflichen Interesse oder eben aus Interesse an der Sache selbst, diesen Kurs besuchen wollten.
Nach einigen Sonntagen war ich bereits weniger unsicher.
Es tat mir gut, mehr und mehr ich selbst sein zu dürfen, zu bemerken, die anderen akzeptieren sowohl meinen Rückzug, als auch meine plötzlichen Einfälle.
Wenn mir in den Sinn kam, an einen Laternenpfahl hinauf zu klettern oder laut zu singen.
Da Karo und Thomas mich eben so kannten, war es wohl für die anderen in Ordnung, wie ich war.
Das es ältere Personen dort gab, war besonders gut. Mir geht es immer besser, wenn ich mit älteren Personen zusammen bin.
Und dieser Volker war lustig und sobald ich solche „Einfälle" hatte, machte er eher mit. Keiner sagte, ich solle mich benehmen.
Keiner machte sich lustig über mich, führte mich vor. Selbst Thomas machte es hier nicht, wie sonst üblich.
Die älteren Teilnehmer waren auch alle freundlich.
Es war also eine gute Entscheidung gewesen, diese Sonntage zu füllen und mich auf fremde Menschen einzulassen.
Die Sonntage wurden angenehme Tage.
Sonst hätte ich eine Ausrede gefunden, für die Sonntage und vor allem für die anstehende Zeichenkurs-Exkursion nach Brügge.
Bei der Planung und der Vorstellung an diese gemeinsame Fahrt hatte ich trotzdem Bauchschmerzen.
Es ist diese Art Aufgeregtheit, die man als Bauchschmerzen spürt, wenn unbekannte Situationen auf einen zu kommen.
Aber da war noch etwas.

Ein Zeichenkurs hatte einen überschaubaren Zeitrahmen. Ich wusste und kannte doch von mir, dass ich nach solchen Begegnungen, und waren sie noch so schön und positiv, mich selbst und alleine brauchte, um das Empfundene zu dekodieren und zu analysieren.

Ich benötige Zeit, um ungestört die Dialoge wieder und wieder abzurufen und sie einordnen und interpretieren zu können. Nur so ist für mich sicherzustellen, bei einem anschließenden erneuten Kontakt die nötige Änderung oder Korrektur meines Verhaltens vorzunehmen zu können, die nötig ist, damit die Menschen weiterhin freundlich und mir wohlwollend gegenüber sind.

Ich bin schließlich angewiesen auf eindeutige Freundlichkeit in Worten und Gesten. Und das benötigt dauernde Überprüfung; und ja, auch Zeit dafür.

Ich zerlegte nun dieses mir bekannte Gefühl in einzelne logische Beweise und Hinweise, dass diese Gefühle lediglich die Vorfreude war und keinerlei Furcht.

Ich hatte den Mund schließlich ziemlich voll genommen. Es war quasi versprochen, dass wir zusammen nach Brügge fahren werden. Und es war offensichtlich, dass Volker sich sehr darauf freute.

Ein Nichteinhalten dieses Versprechens wäre wie ein Verrat gewesen. Nicht nur an Volker, sondern auch an mich selbst.

Denn irgendwie war mir klar, dass das intensive Erlebnis dieser gemeinsamen Unternehmung die Chance war, Volker näher zu kommen und ihn behalten zu können. Wenn möglich für immer, so war mein Wunsch.

versprochen ist versprochen!

Sie sagte, dass sie in Urlaub fahre und nun Derjenige, der versprach ihre Katze zu nehmen, während der Zeit abgesagt habe. Sie war außer sich und traurig, dass nun das Tier ins Tierheim müsse. Wie schrecklich. In einem Käfig dort eingesperrt, sah ich einen unglücklichen Kater vor meinem inneren Auge.
„Ich nehme ihn", sagte ich. Er würde sich schon in meinem Zimmer besser fühlen als in einem Käfig. Unser Hund würde sich vielleicht auch mit ihm vertragen. Wenn nicht, blieb er in meinem Zimmer.
Es sei ja nur für ein paar Tage.

„Versprochen?"
„Versprochen!"

Wie ich mir das denn vorstelle, fragte meine Mutter, und nein, das ginge nicht.
„Wie bitte? Ich habe es versprochen. Was soll daran nicht gehen?"
„Frag Papi!"
Der lag in seinem Bett. Mit einem Alibi-Buch.

Ein Alibi-Buch ist ein Tarnungsmittel. Man bemüht sich damit beschäftigt auszusehen. In Wirklichkeit aber erlaubt man sich seinen eigenen Gedanken nachzugehen. So minimiert man das Risiko als Faulpelz und Nichtsnutz verurteilt zu werden.
Mir war klar, das war der unpassendste Moment für ein Gespräch mit positivem Ergebnis. Diese Phasen meines Vaters aber dauerten oft wochenlang; so viel Zeit hatte ich nicht.

Ich erklärte meinem Vater kurz, im Türrahmen stehend, das Problem des armen Katers und sogleich die Lösung.
„Auf gar keinen Fall!“
„Aber ich habe es versprochen und ... “
„Ich habe nein gesagt!“
„Warum denn nicht? Das arme Tier“, versuchte ich weiter.
„Wie dann dein Hund darunter leiden wird, das ist dir wohl völlig egal, oder wie?“

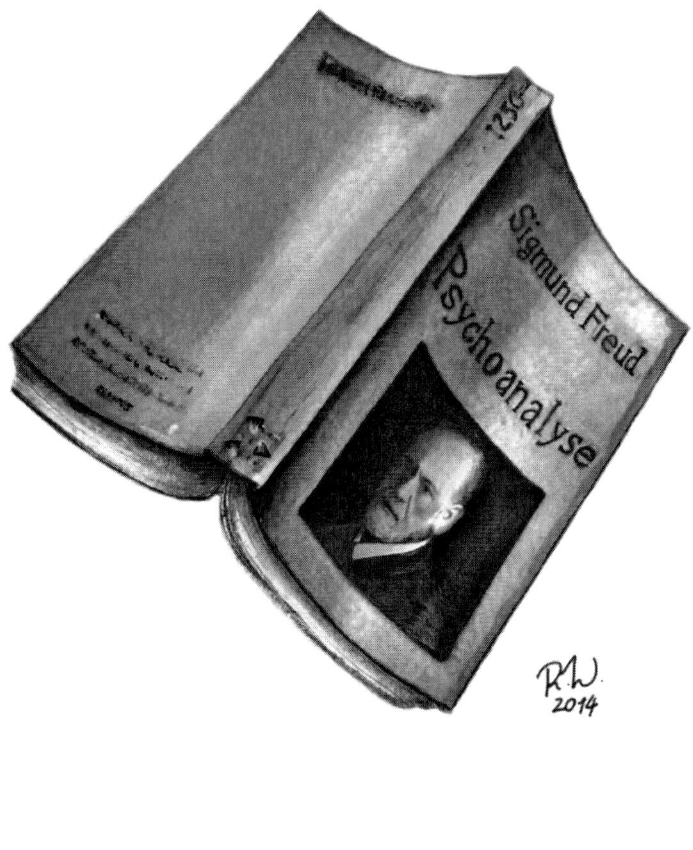

„Natürlich muss er nicht leiden und wird er auch nicht ... “
„Ich habe nein gesagt ... das Theater hier reicht mir schon, noch so ein Katzenvieh und kümmern tust du dich dann um den Hund auch nicht mehr!“
„Aber ich habe doch gerade gesagt, dass der Hund nicht ... “
„Es reicht jetzt! Ich will kein ABER mehr hören“, schrie er und tat so, als würde er aufspringen.
„Aber ... “
Da flog es. Das Alibi Buch … direkt auf mich zu. Ich duckte mich, es streifte mich darum nur und landete hinter mir. Da lag es nun, auf dem Boden, mit ausgebreiteten Flügeln.
„Sigmund Freud ist ein Arschloch!“
„RAUS!“

Ich habe ihm nie verziehen, dass ich mein Versprechen nicht habe halten dürfen ... und das ohne wirklich überzeugende Argumente.

Und Sigmund Freud werde ich niemals lesen. Nicht ein Buch von ihm habe ich in meinem Regal stehen; egal was mir möglicherweise entgeht.

Versprechen sind möglichst einzuhalten. Denn sie wurden gegeben aus Freundschaft und unter bestimmten Voraussetzung. Sie vermitteln Verbindlichkeit, auch wenn es nicht immer einfach ist, sie zu halten.
Man macht ein Versprechen nicht, weil es belanglos ist, sondern für denjenigen wichtig; wenn nicht sogar für einem selbst. Bis zur geplanten Exkursion aber war noch Zeit. Vorher gab es noch den üblichen Freitag mit Thomas. Der Termin in der Sauna. Anschließend, so wusste ich, trafen wir uns gemeinsam

zur Unifete. Volker würde nicht dort sein. Auch das wusste ich. Es würde mir schwer fallen zu dieser Fete zu gehen und eine gute Ausrede gab es nicht. Denn auch diese Zusage war ein Versprechen gewesen.
Eines, was ich gab, ohne mir darüber wirklich klar zu sein, was ich mir mal wieder abverlangen würde.
Darum war ich nun vorbereitet. Hatte im Auto eine Tüte mit einem Haschisch-Keks verstaut, den ich nach der Sauna schnell essen würde. So würde alles erträglicher, der Lärm, die flackernden Lampen, die Menge Menschen und alles, was dort zu erwarten wäre.
Vor allem war mir klar, dass ich mich nicht an Thomas würde halten können. Die Gefahr, ihn in der Menge zu verlieren und dann hilflos und orientierungslos dort zu sein, war groß. So also würde ich besser klar kommen, wusste ich.
Ich hätte gerne Volker gefragt, ob er auch dort hingehen würde. Aber was sollte er da mit mir? Außerdem war es ein Freitag und kein Sonntag.

… hereingefallen!

Thomas begrüßte wie immer laut und herzlich seine Freunde. Ich sagte kurz und leise: „Hallo!“

Da war ein Reiner in der Runde. Ihn kannte ich nicht. Aber alle schienen ihn zu kennen und aus der Unterhaltung entnahm ich schnell, dass er an der selben Uni studiert hatte und nun in ein paar Tagen dort seine Doktorarbeit abgab. Dass er aber in Bayern lebe und nur für diese Abschlussarbeit gekommen war.

Die anderen klebten geradezu an ihm und Thomas lud ihn ein, an diesem Abend doch die Chance zu nutzen, noch einmal auf die jährliche Unifete zu gehen.

Er schien begeistert und ich war mächtig sauer.

Jetzt würde ich ganz sicher keine Begleitung und Absicherung durch Thomas erhalten, weil er an diesem Halbdoktor kleben und nur ihm hinterherhecheln würde.

Er bemühte sich seine üblichen Witze unterzubringen, die ich alle bereits kannte. Thomas lachte viel zu oft und viel zu laut.

Zwischendurch versuchte dieser Reiner dann, mit mir ins Gespräch zu kommen. Er fragte mich aus, was ich so mache, wie und wo ich lebe, wohne etc.

Meine Antworten waren äußerst knapp und ich hatte Mühe, seinen bayrischen Dialekt nicht zu kopieren.

So etwas mache ich nicht absichtlich. Es passiert mir einfach, weil ich in der Kommunikation mit anderen grundsätzlich auf Scannen eingestellt bin.

Alle bemühten sich um Reiner, und Reiner bemühte sich irgendwie um mich.

Ich wollte aber, dass er einfach nur verschwindet. Er störte, und zwar gewaltig. Warum musste der ausgerechnet jetzt auftauchen?

Dass er alles, was abgesprochen und einigermaßen sicher war, nun so durcheinander bringen musste.

Das wäre an einem Sonntag mit Volker nie passiert.

Das war entscheidend dafür, dass Volker die bessere Wahl war und ich beschloss von nun an Thomas nicht mehr zu brauchen.

Das sei der letzte Freitag in dieser Sauna gewesen, beschloss ich.

Ich duschte bereits nach dem zweiten Saunagang und zog mich an.

Reiner bettelte, dass ich auch zu dieser Fete komme, weil er mich dort unbedingt wieder sehen wollte.

„Ja, klar, wir treffen uns gleich dort“, bestimmte Thomas ohne mich.

Warum bin ich nicht einfach nach Hause gefahren?

Mein Versprechen wäre nicht mehr gültig gewesen, nachdem sich die Bedingungen geändert hatten.

Aber ich schluckte die aufkommenden Tränen und den Haschisch-Keks hinunter, versuchte meine Fassung zu bewahren und fuhr in Richtung Uni.

Auf dem Parkplatz bemerkte ich bereits die Wirkung des Haschisch-Kekses und beobachtete das Treiben vor dem Eingang amüsiert und weniger ängstlich.

Die sonst bekannten Räume waren dunkel, stickig und voller fremder Menschen.

Alles wirkte wie ein völlig anderer Ort. Ich suchte wenigstens einige Dozenten, aber konnte in der Menge noch weniger gut Gesichter erkennen als sonst. So anders ausgeleuchtet waren das alles fremde Gesichter. Selbst wenn ich begrüßt wurde, konnte ich nicht erkennen, von wem.

Bekifft hatte ich nun keinerlei Zeitempfinden und wusste nicht, ob ich bereits Minuten oder Stunden dort war.

Dann fand er mich – Reiner, nicht Thomas.

Ich hätte ihn gar nicht in der Menge wiedererkannt. Ich hätte mich niemals an sein Gesicht erinnert, denn ich erinnere mich selten an Gesichter. Aber seine Stimme und seine Bewegungen, waren bereits abgespeichert und unverkennbar.

Er schien keine Probleme damit zu haben, mich aus der Menschenmenge heraus zu pflücken.

Dabei stand ich noch ziemlich abseits, um nicht ganz in dem Trubel zu versinken.

Wo Thomas sei, fragte ich.

Der wäre da hinten irgendwo bei ein paar Bekannte hängen geblieben, sagte er mit diesem Dialekt.

Er wäre aber froh, dass er mich gefunden hätte, denn sonst wäre er sehr alleine.

Er hole uns erst mal etwas zu trinken und ich solle schön dort stehen bleiben. „Keinen Alkohol trinke ich", rief ich hinterher. Davon hatte ich gehörig die Nase voll. Alkohol würde ich in meinem Leben nie wieder trinken.

Er kam mit Cola für mich und einem Bier für sich.

Er quatschte und quatschte, ganz dicht an meinem Ohr, weil es so laut war.

Ich bekam trotzdem nur die Hälfte jedes Satzes mit. Mal schrie er in mein linkes Ohr: "Tolle Musik!", dann in mein rechtes: „Wie schön, dass ich hier nicht alleine gelassen werde von dir."

Dabei wurde er ständig von Leuten mit Namen begrüßt. Er schien also gar nicht so alleine zu sein.

Er grüßte aber nur kurz zurück und zog mich ständig von einem Raum in den nächsten. Als ob er vor den anderen davon lief.

Irgendwann konnte ich das ganze Spektakel dort nicht mehr ertragen und bemerkte, dass ich kurz davor war, einen totalen Kreislaufzusammenbruch zu bekommen.

Ich machte irgendwie deutlich, dass ich raus musste an die Luft und aus diesem Gedränge.

Und ich war jetzt froh, dass wenigstens er da war, der mir den Weg bahnte und mich jetzt nicht alleine ließ.

Draußen legte ich mich auf die Treppe und versuchte mich zu fangen, wieder ruhiger zu werden. Jetzt bloß nicht heulen, dachte ich und bloß nicht kotzen.

Er sagte, er hole etwas zu trinken und zu essen, dann würde es „uns" gleich besser gehen. Es schien ihm aber ziemlich gut zu gehen.

Dann war ich tatsächlich froh, dass er wieder kam. Zwei Flaschen Cola und zwei Brötchen balancierte er die Stufen hinunter und alberte etwas herum, sodass ich wirklich lachen musste.

Ich erholte mich bereits nach der Hälfte des Brötchens, die er Semmel nannte, und ich lachte mich über diesen Ausdruck fast schief.

Daraufhin brachte er einen lustigen Ausdruck nach dem nächsten. Ich rollte mich vor Lachen über die Stufen der Aufgangstreppe.

Warum er das mit mir tat, wusste ich nicht. Aber offensichtlich hatte er Spaß dabei.

Ich erfuhr dann auch, dass er bald seine Auszeichnung erhielt und es eine Feier gäbe. Da würde seine Frau mitreisen und er wollte, dass ich sie kennen lerne.

Er erzählte, dass er zwei Kinder habe und ich dachte, dass er doch eigentlich ganz nett sei.
Er nahm mich immer wieder in den Arm und wiederholte ständig, wie froh er sei, mich getroffen zu haben.
So langsam fand ich ihn dann doch sympathisch und dachte mir, wie schön es doch sei, in letzter Zeit, so viele neue Menschen getroffen zu haben.
Plötzlich meinte er erschrocken, er habe nun keinen Schlüssel, um bei seinem Freund, bei dem er derzeit wohne, übernachten zu können.
Er war sehr verzweifelt und schaute in sämtlichen Taschen nach. Nun glaubte er, die gesamte Nacht draußen verbringen zu müssen.
„Lass mich heute nicht obdachlos enden", bat er.

Natürlich könne er mit zu mir und bei mir schlafen, sagte ich sofort.
Aus reiner Dankbarkeit hörte er überhaupt nicht mehr auf mich abzuknutschen und ich sagte, es wäre wirklich kein Problem, die Nacht sei sowieso gleich zu Ende. Dann würde es aber Zeit, meinte er drängend, und er sei ziemlich müde.
Im Treppenhaus alberte er wieder herum und ich fragte mich, wie kommt so ein verheirateter Familienvater, der in den nächsten Wochen Doktor ist dazu, sich so kindisch zu benehmen?
„Sei doch leise", flüsterte ich aus Sorge, dass die Nachbarn sich gestört fühlen könnten.
Gerade erst machte ich die Wohnungstür hinter uns zu; da konnte ich so schnell gar nicht gucken und reagieren, wie er mich bereits aus meinem T Shirt pellte.

Ich dachte noch ganz kurz, es sei ein weiterer komischer Spaß, aber dann war mir klar, er wollte sofort und ohne Zögern mit mir schlafen.

Er wolle mich ohne Klamotten sehen, sagte er und schob mich zum Bett. Ich sagte, das habe er ja bereits in der Sauna und ich sähe nun auch nicht anders aus als eben noch.

Er sagte, er wolle endlich mit mir schlafen und ich sagte, ich habe von bei mir schlafen, nicht mit mir schlafen gesprochen.

Er sagte er könne seit Stunden an nichts anderes denken und ich sagte, er solle vielleicht vorher seine Frau anrufen, ob ihr das überhaupt Recht sei.

Er sagte lachend, dass er „genau das" so süß fände und überall in mich „reinbeißen" wolle.

Und dann tat er das auch, nicht sehr feste, aber immer wieder und überall.

Und da sagte ich dann gar nichts mehr.

Ich hoffte nur, dass er nicht feste oder sogar ganze Stücke aus mir herausbiss.

Vor meinem innere Augen sah ich mich bereits blutüberströmt da liegen und die Zeitung würde schreiben: „Perverser Beißer, frisst sich durch naive Studentin!"

Die ganze Zeit achtete ich darauf, ob er irgendwo oder irgendwann richtig zu beißen würde.

Als alles vorbei war und meine Anspannung von mir abfiel, heulte und zitterte ich.

Er versuchte mich zu trösten; war sich keiner Schuld bewusst.

Und dann schimpfte ich heulend, haute ein Kissen auf ihn: Er hätte ja wohl einen Vollknall – wie er darauf käme so zu tun, als würde er mich beißen – und ob er das mit seiner Frau oder seinen Kindern auch so machen würde – und überhaupt – das war gar nicht angekündigt und vereinbart – ich würde ihn erst seit ein paar Stunden einigermaßen nett finden und mit mir dürften nur Männer schlafen, die ich mindestens sehr gerne habe – schließlich könne man so schnell nie sicher sein, ob man jemanden mal sehr gerne hat – was damit ja bewiesen war – nett wäre er nämlich gar nicht, sonder verlogen – er habe auch keine Frau und Kinder ...

„Doch!“, sagte er. Da wurde mir schlagartig klar, dass dieser Typ nichts anderes machte, als dass, was mein Vater so oft getan hatte. Er hatte einfach so seine Frau betrogen.
Ich fand mich schuldig und mies. Ich wollte, dass er das seiner Frau sagte, ich wollte mich wenigstens bei ihr entschuldigen.

Er schien wenig beeindruckt. Vielleicht lediglich flüchtig erstaunt. Aber in jeder Hinsicht mit sich und der Welt zufrieden.

Wieso war ihm nicht klar, wieviel Angst er mir gemacht hatte?
Und warum war ich nicht in der Lage gewesen, ihm deutlich zu machen, dass ich keinerlei Absicht hatte mit ihm zu schlafen?
Ich hätte mit meinen Freunden geschlafen, mit Thomas oder mit Volker, aber doch nicht mit ihm.
Warum konnte ich in den wichtigsten Momenten immer so wenig ausrichten?
Auf mich selbst war ich wütend, dass ich so doof auf ihn hereingefallen war.
Auf Thomas war ich wütend, der mich mit ihm alleine gelassen hatte.
Ich duschte fast eine Stunde. Er kam einige Male und fragte ob noch was an mir dran sei ... .

Es klebten noch Reiner-Reste an mir und die wollte ich los werden, motzte ich aus der Dusche.
Wie er das wieder gut machen könne, fragte er.
Er solle mich einfach jetzt alleine lassen, befahl ich.
Gegen Mittag fuhr ich zu Thomas, um ihm die „Hölle heiß zu machen" und ihm wenigstens zu erzählen, was mir passiert sei, wegen ihm.
Er lachte gar nicht – ich hatte ein wenig damit gerechnet.
Er sagte auch nicht, dass ich selbst Schuld sei – damit hatte ich fest gerechnet.
Er sagte eigentlich lange wenig, kochte einen Tee und packte mich, als ich heulte und erbärmlich zu frieren begann, in eine Wolldecke.
Dann schlief ich, weil ich schließlich total übernächtigt war.
Irgendwann roch es nach Essen und während ich still aber dankbar meinen Teller leerte, sagte er so mehr zu sich selbst, irgendwas sei anders bei mir und müsse mal grundsätzlich geklärt werden.
Er sagte, ich sei doch intelligent genug.
So etwas hörte ich mein Leben lang.
Solche Situationen würde ich wohl einfach nicht verstehen.
Auch das hörte ich immer wieder.
Er schien wirklich nachdenklich zu sein und um ein Ergebnis bemüht.
Ich konnte ihm nicht helfen dabei.
Außer zustimmend erkennen, dass er durchaus Recht hatte.
Ich erkenne eben nicht auf Anhieb die Absichten der anderen.
Weil sie sich selten deutlich äußern.

Aber hier war es doch auch offensichtlich, dass ich belogen wurde und dieser Thomas keine Rücksicht nahm, wie eventuell seine Frau über so etwas denken würde.
Und so kam auch Thomas zu dem Schluss, dass ich hätte noch genauer „Nein“ sagen müssen. Dass er aber auch bei einem deutlichen „Nein“ nie die Absicht gehabt hatte, darauf Rücksicht zu nehmen.
Es beruhigte mich immerhin, dass auch er zum Schluss der Meinung war, Reiner sei wohl ein Arsch.

Seltene Unterhaltung

Er habe sich hinreißen lassen, sagte mein Vater und es sei doch schön, dass er mit mir wenigstens darüber mal reden könne.
Ich hatte wegen zwei Freistunden später Schule und so ergab sich eine Gelegenheit, die ein absolut seltenes Ereignis war.
Mein Vater sprach mit mir. Es ging nicht um irgendwelche Vorhaltungen oder um seine üblichen Monologe, die er manchmal hielt. Er wollte etwas mitteilen, was ihn sehr beschäftigte und offensichtlich in Not brachte.
Ohne mich anzusehen, beichtete er einmal in seinem Leben fremd gegangen zu sein. Das war gelogen. Denn die nächtlichen Streitereien meiner Eltern waren zwar versucht worden vor uns Kindern zu verbergen, aber ich hatte genug verstanden. So laut wurde es manchmal.
Wenn man durch lautes Schimpfen und Türen schlagen nachts aufschreckt, und hört, dass schließlich nichts entschieden sei – wo die Kinder blieben, dass man in Betracht ziehen würde, auch die

Geschwister zu trennen – entsprechend jedem seine Kinder, dann ist das irritierend, erschreckend und besorgniserregend.
Die Gründe für solche Streitereien waren stets andere Frauen.
Also war mir sofort klar, dass er hier log.
Und klar war, er hatte Sorge, dass etwas nun anders war als sonst.
Er hatte Sorge vor Konsequenzen und wollte mein Mitleid.
Erst einige Jahre später erfuhr ich von meiner Mutter, dass ich eine weitere Halbschwester hatte.
Der Grund für diese Mitteilung war so simpel wie kurz:
Ich beantragte mit ihrer Hilfe mein BAFÖG und musste hierzu viele Bögen ausfüllen. Auch die finanzielle Situation meiner Eltern war anzugeben und beeinflusste die Summe, die ich erhalten würde.
Sie sähe nicht ein, das Fehlverhalten meines Vater weiter zu verheimlichen, nur um sein Ansehen zu wahren, sagte meine Mutter. Schließlich müssen sie nicht zum ersten Mal, monatlich für ein Kind zahlen und ich solle dadurch keinen Schaden haben.
Er hatte kein Ansehen diesbezüglich, das sie geschadet hätte.
Ich wusste so viel mehr, als sie alle ahnten.

Was ist die Steigerung von Freundschaft?

Ich besuchte bald darauf Volker zu Hause und war schwer beeindruckt, als ich seine Wohnung und sein Arbeitszimmer sah.
Es war genau wie er selbst.
Voller Dinge, Ideen, Bilder und Objekte.
Er hatte alle Wände voller Zeichnungen und Pläne, an denen er gerade zu arbeiten schien. Auf den Tischen standen Architekturmodelle. Es gab viele alte Gegenstände. Manche hatte er zu komischen Kunstobjekten gemacht.
Manche Gegenstände hatte er aus China oder aus Ägypten mitgebracht.
Und zu allen konnte er irgendetwas erzählen.
Die Wohnung war ein halbes Museum. So stellte ich mir die Räume eines durchgeknallten, genialen Erfinders vor.
Keine Frage, in seinem Kopf gab es ebenso wie in meinem Bilder und Geschichten; offensichtlich mehr als genug.
Er redete viel von Dingen und seinen Kopfbildern und Ideen.
Er redete sehr wenig über sich.
Manchmal war er schweigsam und trotzdem entstand nicht dieses Leeregefühl, wenn er schwieg.
Diese Stille, die mitunter bei Menschen entsteht, wenn sie scheinbar eine Reaktion oder eine Antwort von mir erwarten.
Wenn ich also ebenso schwieg, erwartete er scheinbar einfach angenehmerweise nichts.
Miteinander Sprechen kann man irgendwie mit allen Menschen.
Gespräche führen mit wenigen. Und mit denen man dann sogar noch gemeinsam schweigen kann, das sind die unanstrengenderen Menschen.

Ich erzählte ihm allerdings von mir und von meinem Erlebnis mit Reiner.
Er fasste sich an den Kopf und schien ebenso „beeindruckt" von mir, wenn auch auf andere Art und Weise.
Er kannte diesen Reiner sogar aus seiner Studienzeit. Er lachte mich nicht aus und schien die Schuld bei Reiner zu sehen. Dann beschloss er, mich zu dieser Feier zu begleiten, wo Reiner mich erwartete. So sollte Reiner glauben, wir seien zusammen.
Ich hätte ebenso einfach nicht hingehen können, aber Reiner rief bald jede Nacht an. Entweder bei mir zu Hause, oder in unserem Arbeitsraum.
Diese Idee war also vielleicht eine Möglichkeit, damit er endlich kapierte, dass ich nichts mit ihm zu tun haben wollte.
Es war ein sehr gutes Gefühl, mit dieser Sicherheit auf diese öffentliche Feier zu gehen.
Dennoch stalkte Reiner mich und griff mich sogar zweimal anschließend auf. Beim letzten Mal machte er eine peinliche Szene auf offener Straße, bis er wohl endlich kapierte, dass ich nichts mit ihm zu tun haben wollte.
Ich sei mit Volker zusammen, behauptete ich. Ohne wirklich sicher zu sein, ob dies bereits eine Beziehung war, die ich so bezeichnen durfte.
Ab wann darf man das so bezeichnen? Ab wann ist eine Beziehung eine freundschaftliche und wann ist es mehr? Wann ist ein Freund ein Freund, den man liebt und wann ist er mehr als das?
Wie nennt man dann einen Freund, der mehr ist als ein Freund?
Woran erkennt man denn, ob man jemanden lieb hat oder ob man jemanden liebt?

Vielleicht, wenn man etwas spürt, dass etwas zurückkommt? Wenn es Momente gibt, die als sichere Anzeichen zu deuten sind, dass derjenige wohl ebenso empfindet?
Vielleicht.
Ich brauchte lange, bis ich Volker mit seinem Namen ansprechen konnte. Ich sagte lange Zeit nur „Du“, wenn ich ein Gespräch begann.
Er war eben Volker, so lange wie es nicht zu riskant war, ihn zu verlieren.
Als er mir deutlich wichtiger wurde als ein Freund, mir klar war, dass ein Leben ohne ihn unvorstellbar ist, hatte ich es schwer, ihn beim selben Namen zu nennen, wie ich es tat, als er ein Freund war.
So als ob ich hierfür eine offizielle Erlaubnis bekommen musste, die ich natürlich nie einforderte. So einen Unsinn hätte nicht einmal er verstanden. Ich verstehe es ja nicht einmal selbst.

Wir genügen uns selbst, hieß es.

Wir zogen bald zusammen. Dass heißt, ich zog zu ihm. Die Tage bekamen endlich wieder einen Rhythmus. Es war natürlich in erster Linie sein Rhythmus, denn ich hatte ja keinen. Da er bereits als Architekt arbeitete, war der Tag alleine in der Wohnung sehr schwer auszuhalten. Immer hatte ich die Sorge, dass ihm etwas während der Autofahrt passieren könnte.

Manchmal bekam ich heftige Panikattacken. Sie hielten stundenlang an. Die Stille in der Wohnung, nur die Geräusche der Nachbarn, fremde Türen, die schlugen und Stimmen, die durch die offenen Fenster drangen ...

Es war die selbe beklemmende Angst, die ich kannte. Diese empfundene Einsamkeit, die etwas völlig anderes war, als das Alleinsein, das ich durchaus brauchte.

Ich schlich dann durch die Zimmer, vermied weitere Geräusche zu verursachen. Ich wusste nicht, wie ich die lange Zeit überbrücken sollte. Aufkommende Gedanken, Bilder, zahlreiche diffuse Erinnerungen, doch sobald ich seinen Wagen sah, drückte ich möglichst all das schnell zur Seite, damit er nichts von all dem bemerkte, wenn er mich sah.

Auch die Vorstellung, dass diese neu gefundene Sicherheit, dieses Gefühl, ein zu Hause zu haben, vorbei sein könnte, war täglich vorhanden. Dabei war mir absolut bewusst, dass es unmöglich für andere akzeptabel sei, wenn ich meine Gedanken offen legen würde.

Da mir diese Empfindungen oder Phasen sehr bekannt waren, hatte ich massive Angst, die selben eigenen Stimmen wieder zu erleben, die mir bereits damals so zugesetzt hatten.

Ich fürchtete mich davor, wieder in solche Zustände zu geraten, die mit meiner Logik und aller Anstrengung nicht beherrschbar waren.
Meinem Gehirn war einfach nicht zu trauen. Es hatte mitunter fiese Gemeinheiten parat. In der Phase neuer Lebenssituationen und großen Veränderungen, die mir Stress machten, hatte es damals ebenso versucht mich reinzulegen.

Stimmen in meinem Kopf

Das erste Mal war lediglich irritierend. Ich lief zur Schule, wie gewöhnlich, meinen Kopf tief in der Kapuze vergraben, die Hände in den Taschen und den Blick auf den Boden gerichtet.

So hatte ich 20 Minuten morgens meist für mich ganz alleine. Zeit für eigene Gedanken und meine Geschichten, wie ich fand eine Art zweites Leben, irgendwo parallel zu meinem. Auch das war wichtig, wenn auch „verrückt" in den Augen anderer.
Diese Geschichte benötigte keine Anstrengung. Ihr musste ich nur zusehen. Es benötigte keine gedankliche Übersetzung der Szenen in Begriffe. Denn ich teilte sie ja mit niemanden, wo es hätte Worte benötigt.

Manchmal aber brauchte ich diese Zeit auch, um mich auf Situationen im echten Leben vorzubereiten. Konflikte und Gespräche, die anstanden, musste ich verbal vorbereiten, um nicht sprachlos zu sein. Fragen, die ich hatte, und dringend klären musste, bedurften Begriffe, die ich vorab ergrübeln musste, um nicht, wie so oft, die falschen Worte oder den falschen Ton zu treffen.

Da schob „sie“ sich dazwischen – die Stimme. Ein von mir formulierter Gedanke – und die Stimme wiederholte ihn mit deutlich anderer Betonung.
Sie kam nicht von Außen, das hatte ich sofort verstanden. Sie war in meinem Kopf.
Aber trotzdem schien sie nicht von mir zu sein. Sie war nicht zu beeinflussen und unberechenbar.
Von da an tauchte sie täglich auf, und das für einige Wochen.
Sie kommentierte und wiederholte meine Gedanken. Während eines Gespräches oder während des Unterrichts. Sie ließ mich nicht klar denken und äffte zynisch meine Antworten nach. Selbst wenn es die richtigen Antworten zum Unterricht waren, der Lehrer mich lobte, zog sie über mich her und machte alles zunichte, stellte alles in Frage mit ihrer herabwürdigenden miesen Art.
Manchmal, erwartete ich sie. Dann blieb sie aus. In Situationen, in denen ich versuchte sie zu ignorieren oder ihr zu widersprechen, wurde sie übelst laut und böse.
„Ich weiß, du bist ich, also halts Maul!,“ blaffte ich gedanklich zurück!
„Ich weiß, du bist ich, also halts Maul!“, äffte die Stimme zynisch.

Erniedrigt und ihr ausgeliefert empfand ich mich und es kam vor, dass mir der Dialog, der in meinem Inneren stattfand, nicht möglich war zu verbergen. Mitten im Unterricht brach ich in Tränen aus, heulte verzweifelt und hemmungslos; ich war einfach fix und fertig, wenn ich ständig diese Beleidigungen hörte. Was ich alles sei und was ich alles nicht kann. Wie nutzlos oder lächerlich ich sei, hielt sie mir ständig vor.
Für alle anderen war es absolut nicht nachvollziehbar, dass ich plötzlich aus „heiterem Himmel“ weinte und in meiner Bank zu-

sammenbrach. Sie wollten spätestens anschließend eine Erklärung dafür.
Es gab manchmal welche. Zu Hause gab es genug Konflikte, die berechtigt waren unglücklich zu sein. Eventuell anstehende Trennung meiner Eltern, oder die depressiven Stimmungsschwankungen meines Vaters, die Streitereien zwischen meinen Eltern oder meinen Eltern und Geschwistern. Das gab ich dann vor.
Aber es war nur die halbe Wahrheit.

Zu Hause konnte ich dieser Stimme auch nicht entfliehen. Aber es gab genug Alkohol, den mein Vater damals benötigte, um seine Sorgen zu ertragen. So begann ich regelmäßig nach der Schule diese unerträglichen Leerzeiten zu überbrücken. Ich trank davon, obwohl ich genau wusste, dass es verboten war.
Mit einem gewissen Pegel im Blut verließ ich dann mit meinem Hund die Wohnung, zog durch den Wald oder durch die Stadt. Nur so viel, um noch laufen zu können, manchmal so viel, dass es nicht mehr wirklich unauffällig blieb. Meine Eltern bekamen nichts davon mit. Ich kam zurück, wenn ich sicher war, mir würde man nichts anmerken.
Die Stimme verzog sich tatsächlich nach und nach. Der Alkohol blieb.
Damit ertrug ich sogar die sozialen Situationen in der Schule besser; das Gefühl meiner Einsamkeit und Isolation, unter den vielen Personen. Die Lehrer wurden aufmerksam und ich bekam Auszeiten. Manchmal durfte ich die Pause auf der Rückbank des Autos einer Lehrerin verbringen, wenn ich deutlich betrunken war. Durch die Schule vermittelt, erhielt ich dann regelmäßig wöchentliche Termine in einer Drogenberatungsstelle Zwei Jahre lang war der Donnerstagnachmittag dafür reserviert. Anstelle des Nachmit-

tagsunterrichtes freute ich mich, dort auf einen wichtigen Freund und Gesprächspartner. Herr Z. erfuhr vieles von mir, aber die Stimme verschwieg ich. Darüber konnte und wollte ich nicht sprechen.
Zu Beginn des Studiums und der Beziehung zu Alex, der Trennung von ihm und während einiger anderen stressigen Phasen kam diese Stimme zurück. Sie blieb allerdings nie so lange. Erschüttert war ich aber jedesmal und davon überzeugt, an Schizophrenie erkrankt zu sein. Ich las darüber, was ich finden konnte und versuchte diese Stimme loszuwerden. Ein einziges Mal vertraute ich mich jemanden an. Er gab mir ein Buch: „Ich habe dir nie einen Rosengarten versprochen",
Das war nicht hilfreich. Im Gegenteil. Wer es kennt, weiß was ich meine. Denn nun wusste ich, dass ich darüber schweigen musste, um nicht in einer Anstalt zu landen. Um nicht als Verrückte irgendwo eingesperrt zu werden. Das hätte ich nicht überlebt. Dann hätte ich mich lieber umgebracht.

Mit der neuen Beziehung und dem Studium, sowie einem neuen Job für ein paar Stunden die Woche in einer Grafikabteilung einer großen Firma, war ich absolut ausgelastet.
Die Proben am Mittwochabend waren nicht mehr zu schaffen. Weitere Besuche oder Verabredungen mit meinen Freunden reduzierte ich ebenso.
Es war einfach zu viel. Zu viele neue Eindrücke und zu viele noch unverarbeitete Erlebnisse der letzten Monate.
Ich brauchte Verarbeitungszeit aber auch einen Gesprächspartner für so etwas.
Man kann damit nicht eine neue Beziehung belasten, zumal es jemand aus mir herausfordern muss, wenn mich etwas belastet.

Es ist nicht möglich gewesen, über diese gesamten Empfindungen zu sprechen. Es gibt keine Worte für Emotionen, nur Bilder.
Natürlich gab es weitere Bekannte, denn Volker hatte Freunde, die ich nun nach und nach kennenlernte.
Sie waren deutlich älter als ich und für mich war es extrem anstrengend, ihre Bekanntschaft zu machen.
Ständig versuchte ich, die Äußerungen oder Scherze zu interpretieren und scannte die Aussagen ab, nach eventuell ironischen Bemerkungen.
Oft musste ich anschließend, wenn wir wieder alleine waren, nachfragen, wie der oder die, das und jenes wohl gemeint hatte.
Volker interpretierte für mich und wir gingen alles Erlebte so lange durch, bis ich sicher war.
Für mich alleine war es nicht nachvollziehbar, dass sie mich akzeptierten und mochten. Für mich war es davon abhängig, dass Volker vermittelte und ich mich angemessen, erwachsen und vernünftig verhielt
Auch für die Erlebnisse die ich an den beiden Tagen, an denen ich für ein paar Stunden in der Grafikabteilung arbeitete, benötigte ich Volker.
Ohne ihn hätte ich auch diesen Job viel früher aufgegeben.
Den Job bekam ich, wie alles, was ich bereits an Nebenjobs hatte, über die Vermittlung einer Studienkameradin. Sie arbeitete dort bereits und sie benötigten dort Hilfe, da eine Messe anstand und Zeitdruck herrschte.
Es gab im Bereich Druck und Marketing, Messebau und Erstellung von Werbung überall zu tun.
So wurde ich ständig zwischen den einzelnen Abteilungen und Arbeitsbereichen abgerufen.

Die Arbeit war jeweils nicht problematisch. Obwohl ich oft glaubte, nichts Brauchbares abzuliefern, mit meinen Ergebnissen schienen sie zufrieden zu sein.
Das belastende waren eben auch hier wieder die Menschen.
Und hätte ich nicht anschließend mit Volker die Zeit bekommen, die Eindrücke zu interpretieren, zu dekodieren, wäre ich dort kaum nach manchen Bemerkungen noch erschienen.
Sie waren objektiv betrachtet freundlich und nett. Aber ich verstand sie trotzdem nicht. Sie verstanden nicht, dass ich alleine sein musste aber eben nicht isoliert. Dass ich mich zurückzog aber nicht aus Ablehnung.
Ich hatte nichts gegen sie. Ich hatte einfach nur nicht die Kraft, ihnen gleich zu sein. Ich war anders und doch schon immer so. Es war nie meine Absicht gewesen, mich bewusst anders zu benehmen. Ich wollte nie etwas lieber, als wie alle anderen sein.

„Mach nicht schon wieder so ein Gesicht!"

Sagte meine Klassenlehrerin und es war nicht das erste Mal, dass sie mir so zu verstehen gab, dass ich mit meinem Gesicht störte.
Aus meinen Gedanken gerissen, durch diese Äußerung, überprüfte ich erschrocken und beschämt meinen aktuellen Gesichtsausdruck. Ohne Spiegel war das allerdings schwierig. Ohne Spiegel konnte ich das gar nicht überprüfen und eventuell korrigieren.
Also mein Mund war geschlossen, stellte ich fest und meines Erachtens auch nicht verzogen.
Meine Zunge war nicht draußen und ich kaute auch gerade nicht an meinen Lippen.

Möglicherweise war die Stirn runzelig aufgefallen und hatte mich böse aussehen lassen. Zusammengezogene Augenbrauen und eine faltige Stirn, sehen böse aus.
Wenn ich nachdenke, spannen sich oft unbemerkt meine Muskeln zwischen den Augenbrauen an. Worin ich auch die Ursache vermutete, dass man Kopfschmerzen vom Denken bekäme, eben Muskelkater.

Mit viel Konzentration überprüfte ich dann meine Gesichtsmuskulatur, um „dieses Gesicht" nicht zu machen, mir zu sagen, was ich für ein Gesicht habe.
Aus meinen Gedanken gerissen, war ich allerdings nun auch "da".
Mitten im Trubel der Klassenkameraden, die miteinander Spaß hatten und spielten.
Raus war ich aus meinen Kopfgeschichten; aus meiner Welt mit weniger Lärm, weniger Trubel, wo eben mehr Sicherheit und eben alles nach meinem Plan verlief.
Klassenfahrten bieten keine Pause. Klassenfahrten bedeuten permanent, den anderen zur Verfügung zu stehen, permanent unter Beobachtung zu sein.
Selbst mein Gesicht stand unter dauernder Beobachtung. Mit diesem Gesicht war sowieso etwas nicht in Ordnung. Ich mochte es nicht, es verriet mich ja auch immer. Man las aus meinem Gesicht auch das Regenwetter von mindestens sieben Tagen ab. So vielsagend war es wohl.
Wenn ich nur von den anderen Gesichtern ein paar wenige Dinge innerhalb weniger Minuten hätte lesen können, wäre mir oft einiges leichter gefallen.
Ich las dagegen aus den Gesichtern wenig bis nichts. Und wenn ich sage nichts, dann übertreibe ich nicht, dann war da auch nichts.

Meine Klassenlehrerin hasste meine angebliche miese Laune, die sie mir immer an meinem Gesicht ansah ... selbst wenn ich gerade nicht einmal irgendeine Laune hatte oder Kenntnisse darüber.
Ich war der Meinung, ein völlig neutrales Gesicht zu haben, eben mein Gesicht. Und die dazu völlig neutrale Laune.
Je mehr man mir allerdings sagte, dass ich wieder mein übliches Gesicht zu meiner üblichen Laune hätte, überzeugte das Gefühl, sie könnten alle Recht haben. Meine Laune war miserabel und ich hasste mich und diese Menschen.

Alle anderen Ausdrücke um die ich mich dann bemühte, um das Gesicht gesellschaftsfähig wirken zu lassen, die Situation wieder in den Griff zu bekommen und die Aufmerksamkeit von mir abzulenken, kamen mir vor wie verlogen, fremd und maskiert.
Ich sah, wie sie mich immer wieder beobachtete. Ich zog mich weiter zurück ... setzte mich abseits und schämte mich für mein verdammt hässliches Gesicht. Es endete wie so oft, ich begann zu weinen und schaute weg oder zog mich weiter zurück. Das machte aus mir eine noch größere Zielscheibe.
Es machte mich auffällig und zog weitere Blicke auf mich, die ich eben nicht gebrauchen konnte.
Ausgerechnet dann, wenn ich Rückzug brauchte und mir alles zu viel war, sah mein Gesicht aus, wie die Einladung zum "auf mir herumhacken“.
Ein paar Mitschüler stiegen gleich ein, war ja klar.
„Nein, ich habe keine schlechte Laune“, versuchte ich es. „Nein, mich hat niemand geärgert.“
„Lasst mich doch einfach mal in Ruhe!“
„Nein, ich werde nicht gleich zu heulen anfangen.“ .

Und ich suchte auch nicht die Aufmerksamkeit. Das Gegenteil war der Fall aber ich stand mit meiner Meinung alleine da. Sie waren sich einig, was hatte ich schon dagegen auszurichten.
Ich wünschte mir wenigstens einen, der für mich hätte erklären können. In meiner Welt gab es so eine Person. In meiner Welt.
Natürlich wurde der Stress und meine Unsicherheit immer größer, nicht lange brauchten sie oder meine Lehrer, um mich zum Heulen oder zum Weglaufen zu bringen.
In meiner Welt wären wir gemeinsam weggelaufen, wäre die Sache anders ausgegangen.
Aber in dieser Welt war ich alleine und alle hatten wieder was zu meckern, als ich weglief.
Ich verkroch mich auf einer Weide zwischen vielen Kühen und lag dort lange. Die Tiere lagen ganz nah bei mir und ich war versteckt durch ihre großen Leiber.
Sie riefen alle nach mir und suchten mich. Ich wusste, es würde verdammt großen Ärger geben.
So war es auch.
Ich sei eingeschlafen, versuchte ich mich herauszureden. Keiner glaubte mir das. Es war ja auch gelogen. Mein Gesicht hatte es wohl wieder verraten.
Mein blödes Gesicht.

Pausen verbrachte ich in der Firma mit Arbeit, damit ich nicht in Verlegenheit kam, wenn ich in Gespräche verwickelt wurde. "Sei doch nicht so stur und beteilige dich einfach!" Wie mache ich denn den Menschen klar, dass es keine Sturheit ist?
"Wir sind ihr wohl zu ungebildet, haben ja nicht studiert", hörte ich eine Person über mich urteilen.

Auch damit hatte es nichts zu tun und ich fühlte mich schuldig und hätte gerne gesagt, dass ich absolut nicht das Gefühl habe, über jemandem zu stehen.
Stattdessen verkroch ich mich.
An zwei Tagen arbeitete ich dort nur. Und hatte bereits am Abend davor Bauchschmerzen.
An so einem Arbeitstag war anschließend nichts mehr machbar. Oft nicht einmal am nächsten Tag. Meine Projekte für mein Studium und wichtige Fächer schaffte ich nicht mehr.
Ich ertrug es nicht, nach solchen Tagen oder Belastungen Personen zu begegnen. Niemand sollte mir über den Weg laufen, der mich fragt: "Wie gehts denn so?"
Keiner sollte mit mir sprechen oder erwarten, dass ich passende Antworten hatte.
Niemand sollte mir ins Gesicht sehen und fragen, was los ist. Es gab keine Erklärung, die sie verstanden hätten. Ich brauchte mich an den freien Tagen alleine. Aber war ohne Volker in der Wohnung so einsam und blockiert, dass ich Stunden da hockte und nichts tat, als irgendwo hin starren. Ohne ihn hatte ich auch keine Möglichkeit mich zu erholen, bzw die gewesenen Situationen zu verarbeiten.
Erst wenn er da war, konnte ich alleine sein. Schalteten sich meine Ängste allmählich aus. Redete mir mein Kopf nicht mehr dazwischen und die Gedankenspiralen entzerrten sich allmählich.
Dann konnte ich nachfragen, und wir klärten die Dinge. Sie bekamen damit weniger Gewicht, wurden erträglicher.
Die Folge war nun, dass einige meiner Freunde das Gefühl hatten, ich würde sie vergessen. Es hieß dann, wir beide genügen uns jetzt wohl selbst. Das war nicht positiv gemeint, sondern

erhielt den Hinweis, dass man den Eindruck hatte, mir seien die anderen nicht mehr wichtig.
So war es nicht. Ich benötigte aber einfach mehr Zeit, weil alles so neu und alles so viel war. Darum reduzierte ich Zusagen und weitere Verabredungen.
Selbst in der Zeit, in der ich alleine war und mich einsam fühlte, wäre ich nicht in der Lage gewesen, ihnen gerecht zu werden.
Ich brauchte die Zeit mit Volker und mir ungeteilt. Sie war der Fixpunkt und der verlässlichere Teil der Tage. Seine Erklärungen und seine Erzählungen, unsere gemeinsamen Ideen und Späße, waren nicht anstrengend.
Wir aßen regelmäßig abends, was für mich eine enorm wichtige Routine war, die ich alleine nämlich deutlich vernachlässige. Ich zog Kraft aus diesen gemeinsamen Stunden und darum brauchte ich diese Zeit. Auch an den Mittwochabenden, anstelle der Proben. Ich brauchte diese Zeit an jedem Abend, um endlich wieder Ordnung, Gleichmaß, und Ruhe in mein Leben zu bekommen.
Ich hatte es satt, mich zu fürchten und überall falsch zu fühlen. Diese Anstrengungen, das Gefühl falsch zu sein aber verbergen zu müssen, war ich einfach Leid. Ich konnte und wollte mich nicht mehr permanent in diese Situationen begeben müssen, wo ich diese Show abziehen musste. Also sollte ich diese Situationen möglichst meiden, so meine Schlussfolgerung daraus.
Denn ich wollte endlich Normalität und so sein, wie alle anderen.

So sein wie alle anderen wollte ich – nicht anders.

Wir schienen doch nun auch zusammen auf dem besten Weg zu sein. Ich wollte mit Volker leben, so war es gut. Ich wollte einen geraden und unanstrengenden Weg, sonst nichts.
Ich war schließlich erwachsen genug, um mich endlich auch so fühlen zu können.
Doch da war noch etwas. Da war noch das Studium und das musste erledigt werden. Das war neben den beiden Arbeitstagen etwas, das mir ziemliche Schwierigkeiten machte.
Je länger ich meine Freunde und Studienkameraden nicht sah, desto größer erschien mir der Abstand.
Aber es wäre undenkbar gewesen, darüber zu sprechen.
Natürlich wollte ich das Studium abschließen; so viele Leistungsnachweise fehlten mir nicht mehr. Volker ermutigte mich auch ständig.
Trotzdem war ich total blockiert. Es war mir nämlich einfach nicht klar, was danach kommen würde.
Es gelang mir auch nicht, hierzu meine Sorge oder meine Fragen deutlich zu machen. Wer sollte das denn auch verstehen? Nur ich alleine wusste, dass ich trotz relativ guter Leistungen und Ergebnisse nicht fähig war, ohne Hilfe und ohne Begleitung, ohne Vorgabe und Struktur den letzten Abschnitt, die Diplomarbeit, anzugehen.
Und ich war auch nicht im Stande, darüber hinaus zu schauen. Was für ein Lebensabschnitt würde danach denn beginnen für mich? Wenn ich den sicheren und bekannten Lebensbereich, nämlich das Studentenleben, hinter mir ließ, was würde denn dann beginnen?

Das war für mich wieder einmal eine große Unsicherheit und eine angsteinflößende Situation. Vor der wollte ich möglichst fliehen; oder sie zumindest so lange wie möglich hinauszögern.
Was für andere freudige Ereignisse und willkommene Herausforderungen zu sein scheinen, ist für mich ein Verlust sämtlicher Sicherheiten und Verbindlichkeiten.
Das Wissen darum, dass neue Situationen auf mich zu kommen, von denen ich keine Vorstellung habe, bedeutet riskante Begegnungen zu erleben und vertraute Umgebungen verlassen zu müssen. Es bedeutet wieder das Nichterkennen neuer Regeln und Strukturen, es bedeutet Missverständnisse, falsches Einschätzen und Interpretieren und es bedeutet auch Scham und Ausgrenzung, Einsamkeit, Hilflosigkeit, Zusammenbrüche und schiere Verzweiflung. Die Folgen können vielfältig sein. Dadurch entstehen möglicherweise Krankheit, Depression oder auch die Kernschmelze all meiner Funktionen, einschließlich meines Lebenswillens.
Es gibt kleine und große Veränderungen. Da auch kleine bereits problematisch sein können, ist es doch verständlich, dass große sehr bedrohlich wirken.
An diesem Punkt war ich nun eben wieder einmal angelangt, bei dem Gedanken an diese Abschlussprüfung. Die Prüfung selbst war dagegen nichts, was mich sonderlich besorgte.

Angst vor Veränderungen

Am 4.Januar 1982 würde ich 18 Jahre alt werden. Dann würde ich volljährig sein, was soviel bedeutete, ich könnte mich auch gleich begraben. Bereits Wochen vorher konnte ich kaum an etwas

anderes denken, als daran, dass ich danach auf mich selbst gestellt, für mich selbst verantwortlich war und sicher komplett alleine und überfordert mit allem sein würde.
Ich hatte keine Vorstellung davon, wie ich jemals so leben sollte. Sobald das Thema angesprochen wurde, zwang ich mir ein Lächeln ab, damit für die anderen nicht ersichtlich wurde, wie belastend diese Vorstellung war. Ich hatte nämlich deutlich erkannt, dass es für alle meine Altersentsprechungen und auch für meine Angehörigen ein eher positives Ereignis zu sein schien. Für mich selbst aber nicht. Ich sah das wieder einmal völlig anders.
Damit war ich wieder einmal absolut allein. Es gab niemanden, der für meine zögerlichen Fragen und Andeutungen, die ich wagte, Verständnis hatte. Im Gegenteil. Ich erntete Gelächter und Hohn oder man fegte jeden Zweifel meinerseits zu diesem neuen Lebensabschnitt lapidar und knapp vom Tisch. Mir fehlten auch selbst schlüssige Erklärungen. Diese Bedrohung, die ich spürte, wäre nicht mit einem Satz erläutert gewesen. Die Sache war viel komplexer. Mit dem Geburtstag verband ich viel mehr, grundlegende Veränderungen, die alle relativ zeitnah als Ereignisketten auf mich zukamen. Die Schule würde bald zu Ende sein. Dabei hatte sie gerade erst neu begonnen. Ich war in der 11. Klasse und mein Klassenlehrer der Fachoberschule und mein Deutschlehrer waren mir sehr vertraute Bezugspersonen geworden. Wer hätte das schon gedacht? Wo ich doch solche Angst hatte vor dieser neuen Schulsituation. Die Klasse 11 wäre im Sommer bereits vorbei und dann hätte ich nur noch ein Jahr und würde ein Studium beginnen. Ich wollte das ja auch, aber wie sollte ich das denn schaffen? Was käme da auf mich zu? Mir ging das alles viel zu schnell. So schnell war ich doch nicht erwachsen. Ich doch nicht. Meine Eltern planten zudem einen Umzug aus beruflichen Gründen. Das könne be-

deuten, dass sie in eine fremde Stadt und möglicherweise sogar sehr weit weg zögen. Es würde bedeuten, dass ich vor der Wahl stünde, mit ihnen zu gehen oder alleine hier zu bleiben. Niemals würde ich das überleben, weit weg in eine fremde Stadt. Hier lebten meine Freunde, meine Geschwister und meine Oma. Hier ginge ich zur Schule und nur hier würde ich studieren. Das könne ich auch an anderen Orten, hieß es. Nein, das konnte ich eben absolut nicht, sagte ich überzeugend.

Aber ich könne natürlich auch hierbleiben, denn ich sei ja dann schließlich 18 und volljährig. Ich könne somit mein Leben selbst bestimmen und sei erwachsen genug, hieß es ebenso.Nein, das sei ich eben noch nicht, dachte ich und stand vor einer großen Entscheidung, die mir keiner abnehmen konnte.

Es sei doch alles noch nicht spruchreif und es sei ja auch noch so lange hin, hieß es dann. „Kommt Zeit, kommt Rat“, sagten sie. Ich brauchte aber Sicherheiten, wollte jetzt einen Rat. Was sollte denn bloß aus mir werden? Wie sollte ich denn nur überleben? Und ohne meinen Hund? Und nicht mehr in dieser Wohnung.Ich weinte stundenlang heimlich und schlief erst viel zu spät ein. Mir war klar, das ich Alex nicht verlieren durfte, und mich tröstete es, dass meine Oma sagte: „Wir zwei schaffen das schon, ich finde das auch schrecklich, aber wir schaffen das.“

Alles Veränderungen die zeitlich nach und nach anstanden. Ich aber machte sie als Ganzes, unüberwindliches Drama an diesem Geburtstag fest. Der Tag meiner Volljährigkeit schien der Ausgangspunkt dieser riskanten Wende in meinem Leben zu werden. Mit diesem Geburtstag schien dann unweigerlich Trennung und Verlust einher zugehen.

Mein Kopf war voller düsterer Szenen, ich hatte Unmengen Fragen, aber keine Worte dafür. Ich brauchte Rückversicherungen

und Vorbereitungen, aber man konnte nichts Verbindliches sagen. Es war alles unklar, alles nur Überlegungen. Man würde sehen und es würde sich schon klären, hieß es.
Ein grauenvoller Zustand, mit dem ich nicht leben kann.

An so einem Punkt angelangt fühle ich mich, als stünde ich eingemauert und alleine, als habe man mich in einen Raum gesperrt, aber darin die Türen und Fenster vergessen. Und ich renne darin von Wand zu Wand.
An so einem Punkt angelangt, rufe ich denkend, so laut ich kann, trete ich denkend so feste vor die Wand, wie es geht. Aber kein Laut und kein Ton dringt nach außen. Irgendwann scheine ich müde zu sein, vom tonlosen Rufen und bereite mich innerlich auf eine Kernschmelze vor. Sie kommt fast sogar gelegen. Sie reduziert sämtliche Funktionen, das Handeln, das Reden, das Wollen und Fühlen, wird nach und nach runter gefahren ... es entsteht eine Art graue Gleichgültigkeit und ich ergebe mich lieber, hoffe dass ich innerlich ausbrenne und wünsche mir nur noch zu schlafen und dass es keinen neuen Tag geben wird. Natürlich kommt immer ein neuer Tag; ob mit oder ohne einem selbst. Und auch damals gab es ein Aufwachen ... und was für eins.
Vielleicht war die Alkoholmenge zu gering gewesen. Vielleicht hatte mein Magen zu früh den Inhalt verweigert oder die Außentemperaturen waren nicht niedrig genug in dieser Nacht. Vielleicht war ich auch einfach noch nicht „dran“ und hatte noch einiges zu erledigen.
Mein Magen verweigerte noch einige Stunden nach dieser Sache selbst den lauwarmen Kamillentee, den ich teelöffelweise schlucken sollte. Wo hatte sich „das Kind“ nur diese fürchterliche Magen-Darm-Grippe eingefangen?„Das Kind“ hätte niemals zugegeben,

welche Ursache hier zu Grunde lag. Tatsächlich war ich so krank, dass ich bereute, dass es nicht funktioniert hatte. Der Plan war gut; hätte klappen können.
Als ich mich allmählich erholte, war ich nur dankbar, dass es mir körperlich wieder besser ging. So beschloss ich, mir die nächsten Tage mein neues Leben einfach mal Stück für Stück vorsichtig anzuschauen ... sterben könnte ich ja dann schließlich später immer noch.

Was nach dem Studium kam, war für die anderen Mitstudierenden wohl kein großes Problem. Sie hatten konkrete Vorstellungen und Ziele. Und Volker schien überhaupt keine Bedenken zu haben, dass danach das Leben weiter ging.
Nicht einmal wissen musste er, wie es weiterging. Unvorstellbar ist das für mich, die Dinge so ungeregelt auf mich zukommen zu lassen, und dabei nicht die Fassung zu verlieren.
So schob ich und zögerte meinen Abschluss hinaus und Volker wurde deutlich ungehalten.
„Man kann nicht alles bis ins Detail planen, man muss die Dinge tun,
die zu tun sind. Der Rest kommt dann von selbst", war seine Meinung.
Würde es denn nie Sicherheiten geben? Kann man denn mir nicht einfach mal klare Antworten auf meine Fragen geben? Und muss ich alles selbst herausfinden? Hat man eine Frage beantwortet, kommt das Schicksal und behauptet, es habe sich etwas ganz anderes dabei gedacht.
Das Leben ist ein Arsch. Es legt mich herein.
So war es ja damals auch. Als meine Eltern dann wirklich wegzogen, als alles bereits geregelt war, die neue Wohnung fest

stand und der Umzugstermin beschlossen, da bekam meine Oma „kalte Füße".
Der Schock hatte gesessen, als ich erfuhr, dass sie so lange auf meine Mutter eingeredet hatte, dass sie dann beschlossen, Oma zieht ebenfalls mit ihnen fort.

Meine Sicherheitsleine riss. Ein Versprechen, das ich halt als eines empfunden hatte, galt nicht mehr.
Das war wohl eine der riskanten Möglichkeiten, die ich mir bei all meiner blühenden Fantasie vergessen hatte vorzustellen. Darauf war ich einfach nicht gefasst. Das war nicht abgesprochen.
Es fragte keiner, wie es mir damit nun ging. Es ahnte wohl keiner, dass diese Sicherheitsleine, die ich die ganze Zeit über so fest gehalten hatte, ausschlaggebend für meinen Mut und meine Zuversicht war.
Und so kommt eben manches trotz sorgfältiger Planung völlig unvorhergesehen.
Ich bin für so etwas gar nicht geschaffen.

Ein neues Leben

Zuerst war ich sehr besorgt. Bereits etwa 10 Tage blieb die Periode aus. Die Gelassenheit, die Volker zu haben schien, war irritierend.

„Warte doch einfach ab, vielleicht ist es nur eine Verzögerung wegen all dem Stress in letzter Zeit“, sagte er.

„Und was, wenn nicht?“, wollte ich von ihm wissen.

Aber darüber ließ er mich im Unklaren. Er machte nur Andeutungen. Die aber keinesfalls besagten, dass er mich dann verlassen wollte oder mich zu einem Abbruch zwingen würde, wie meine Befürchtungen waren.

Aber wirklich Sicherheit und eine deutlich Aussage erhielt ich auch nicht.

Hierzu eine klare Aussage einzufordern, wäre mir nicht in den Sinn gekommen. Ich hätte nicht gewusst, wie ich dann eine Ablehnung oder den Verlust unserer Beziehung überlebt hätte.

Trotz all meiner Angst und Sorge kam aber mit den nächsten Tagen ein immer stärker werdendes, diffuses Gefühl in mir auf. Ich glaubte zu wissen, dass da ein neues Leben auf mich zu kam. Es war ein Gefühl vorhanden, dass ich nicht alleine war. Das war unabhängig von jeder anderen Person, auch von Volker. Es war irritierend und unlogisch, aber es war bestärkend. Ein Gefühl von, „das schaffen wir auch zur Not alleine.“

Ich glaubte schwanger zu sein und bin mir heute sicher, ich war es auch.

Dann blutete ich doch nach einigen Tagen, mit einem Mal und viel stärker als üblich. Ich war erschrocken und verlor prompt diesen kleinen Faden „Zukunft“, den dieses unbestimmte Gefühl bereits gesponnen hatte.

Ich rannte zu Volker, der auf dem Sofa saß, landete mit einem Sprung, wie ein nasser Sack auf seinem Schoß. Da blieb ich hemmungslos heulend liegen. Ich fühlte mich sterbend.
Er hielt mich fest; lange, lange Zeit. Als ich mich einigermaßen beruhigt hatte, sagte er: „Beim nächsten Mal klappt es bestimmt."
Das war die eindeutigste Aussage, die ich diesbezüglich von ihm erwarten durfte.
Dieser Aussage schloss sich eine Bedingung an.
Nein, eigentlich waren es zwei.
Die erste lautete, ich solle das Rauchen einstellen für ein Kind.
Das war absolut vernünftig und würde mir nicht schwer fallen.
Die zweite lautete, dass ich das Studium zügig abschließen solle, denn mit einem Baby würde das nicht einfacher werden.
Das war ebenso äußerst vernünftig und mir kamen auch keinerlei Bedenken in den Sinn, weshalb ich nicht in nächster Zeit meine Diplomarbeit anmelden sollte. Schließlich hatte ich längst sehr konkrete Vorstellungen darüber, was ich als Arbeit meinem Professor vorschlagen wollte.
Es mussten nur noch einige Arbeiten erledigt werden.
Ich war genau einen Monat später erneut schwanger.

Ein neuer Name

Es war nicht meine Idee, dass wir heiraten sollten. Es war Volker, der das sagte.

Er wollte die nötige Sicherheit für mich und das Kind. Was auch immer er sich darunter vorstellte ... ich wunderte mich nur sehr darüber, wie verbindlich er es wohl meinte. Es kam ihm gar nicht der Gedanke, dass er mich irgendwann leid sein könnte.

Immerhin war ich es, die er heiraten würde. Ob ihm überhaupt klar war, auf was er sich da einließ?

Es war weit im November, da wurde mir dann ständig übel. Mein Kreislauf machte ebenso schlapp, es war kein Verlass darauf. Eine ekelige und unnötige Begleiterscheinung, wenn man schwanger ist.

Ich fuhr an zwei Tagen in der Woche noch immer in diese Firma und quälte mich.

Als ich an einem Tag während des Einkaufens an der Kasse kollabierte, beschloss Volker, es sei zu riskant. Im Dunkeln zu dieser Jahreszeit und in meinem Zustand, wollte er nicht, dass ich dort weiter arbeiten ginge.

Das war eine unglaubliche Erleichterung.

Wir heirateten recht unspektakulär, unsere Eltern hätten dagegen gerne ein großes Ding daraus gemacht.

Weder mir, noch ihm war danach.

Feste bedeuten Stress. Vor allem viele Personen und in diesem Fall noch „Pflichteinladungen", denn meine Mutter meinte, wenn man die einladen würde, müsse man die und die auch einladen ... das gehöre sich so.

Ganz sicher konnte ich bestimmte Personen weder an diesem, noch irgendwelchen anderen Tagen in meiner Situation ertragen.
Zudem wusste ich genau, wie einige Personen meiner Verwandtschaft über mich dachten. Sie hatten es ja nie versucht zu verbergen, sondern ihre Andeutungen und Aussagen machten sie bei jeder Gelegenheit, die eben solche Verwandtschaftsbesuche ergeben.
In ihren Augen war ich nie anders als dumm und zurückgeblieben.
Ergab sich eine Gelegenheit, konfrontierte man mich mit irgendwelchen Späßen, die sie über mich machten. Meist lachten sie über meine unerwarteten Reaktionen. Welche die passenden gewesen wären, ist mir bis heute nicht klar. Ich denke aber, es hätte sowieso keine gegeben.
Über meinen Vater zerrissen sie sich ebenso das Maul, wenn er nicht schaute oder hinaus ging. Sie beachteten nicht einmal, dass ich es mitbekam. Es schien ihnen völlig gleichgültig zu sein;
so wie sie mich ignorierten, wenn ich unter meiner Eckbank saß.

Unter der Eckbank

Ich wollte nicht angefasst werden und ich wollte auch nicht das „schöne Händchen" geben. Auch mochte ich nicht ausgerechnet dann zeigen, dass ich sprechen konnte, wenn Besuch kam. Ich sprach nicht vor fremden Menschen. Mit meinen Tierfiguren und Murmeln in der Schachtel verkroch ich mich unter der Eckbank in

der Küche. Das war meine Sicherheitszone, denn die anderen waren einfach zu groß und zu dick, um da hinein zu kriechen, wo die Bank einen Winkel frei ließ; nur für mich.
Ich saß dort nicht nur zu meiner Sicherheit, sondern weil das der schönste Ort in der ganzen Wohnung war. Das Treiben in der Küche bekam ich mit, jede Unterhaltung und somit die gewöhnliche Beschäftigung der anderen. Das war beruhigend und gab mir das Gefühl, dass alles in Ordnung war und ich nicht allein.

Ich saß dort natürlich auch, wenn Besuch kam. Nach einigen Minuten, in denen sie sich wunderten und unter die Bank schauten, sich mit mir unterhalten wollten, war ich aber meist vergessen. Dann hatte ich meine Ruhe und stellte meine Figuren auf, spielte ohne Geräusche zu machen alle Szenen in meinem Kopf durch. Ich tauchte ab in meine Welt, und war glücklich, wenn ich dafür sehr viel Zeit bekam.
Dennoch gab es Unterhaltungen über mir am Tisch, bei denen ich aus meiner gedanklichen Spielvorlage kam und sehr genau hinhörte.
Ich verstand nicht alles, aber einiges mehr, als man mir zutraute.
Bestimmte Redewendungen prägte ich mir ein und wiederholte sie leise flüsternd ...
„Natürlich ist die geistig zurück, das merkst du doch schon daran, dass sie nicht spricht."
Es ging um mich. Ich wurde auch mit meinem Cousins und Cousinen verglichen, die ein oder zwei Jahre älter waren.
„Nein, das ist absolut Quatsch – sie spricht gut und versteht auch alles", verteidigte meine Mutter mich.

Es wurden Beispiele genannt. Wo ich so und so hätte reagieren sollen, aber wohl so und so mich benahm.
Es gab schlechte Stimmung und Streit in der oberen Etage und die Stimmen wurden lauter und gingen durcheinander.
Es ging um mich dabei, und darum, dass ich wohl falsch war.
Ich mochte sie darum alle nicht, sie machten Streit und waren laut und ich wollte, dass sie endlich wieder gingen. Es roch nach Zigaretten und Kaffee und es wurde stickig in meiner Ecke. Ich mochte diesen Besuch nicht. Er verdarb mir den Tag und verdarb mir mein Spiel.

Für mich war also klar, dass diese ganze Verwandtschaft möglichst nicht die übliche Plattform und ihren Auftritt bekommen sollte. Es ging um mich.
Es war meine Hochzeit. Und die hatten ihre eigene gehabt. Und meine oder unsere konnten wir schließlich selbst bestimmen. Am liebsten wäre ich weggefahren. Aber dann hätte es richtig Ärger geben und sicher Tränen bei meiner Mutter.
Das wollte ich natürlich nicht.

Was mir sehr schwer fiel, war der neue Name. Er klang einfach so, als sei ich jemand anderes. Das war nicht ich. Ich war schließlich nicht meine eigene Schwiegermutter. Ein Doppelname klang noch scheußlicher.
Es dauerte ewig, bis ich meinen neuen Namen akzeptieren konnte.
Im April meldete ich dann endlich meine Diplomarbeit an. Nach der Besprechung ging ich zur Fachbereichssekretärin und musste nun diesen neuen Namen angeben.

Regine Winkelmann, wie bescheuert sich das anhörte. Ich erwartete, dass sie sich lustig darüber machte. Es hätte mich nicht gewundert.
Aber ich konnte keinerlei Anzeichen bemerken, dass sie das getan hätte.

„Mit dir schaffe ich alles!“

Von nun an lief die Zeit. Ich hatte genau 12 Wochen für diese Arbeit. Und genau 13 Wochen hatte ich noch bis zum Entbindungstermin.

Alle fanden das ausgesprochen riskant und überaus unvorsichtig. Genau das gab mir den nötigen Schub, mein „Ding“ in exakt diesem Zeitfenster durchzuziehen.

Als ich zu Hause ankam, nahm ich einen großen Bogen Papier und zeichnete 13 große Kästchen auf.
Für jede Woche eins. Diese unterteilte ich in genau 7 Einteilungen, für jeden Tag einer Woche eine Einteilung.

Die ersten 12 Wochen bis zur Abgabe der Arbeit, bekamen eine dickere Umrandung.
Dann teilte ich diese Wochen durch 3 und markierte sie farbig.
Die ersten vier Wochen gab ich mir für die Entwurfsphase.
Die nächsten vier Wochen für die Konzeption und die letzten für die Durchführung und Erstellung der Zeichnungen und des fertigen Modells.
Die letzte Woche gab ich mir für die Vorbereitung auf die Geburt.
Am Abend legte ich Volker diese genaue Planung vor und hatte auch konkrete Zwischenschritte genau eingeplant.
Er wirkte amüsiert aber auch ermutigend.
Ganz unüblich zu meiner sonst gewohnten Arbeitsweise, verschloss ich mich zu Hause und traf mich nicht mit anderen

Mitstudierenden, die ebenfalls gleichzeitig in der Abschlussarbeit standen.
Die Arbeit umfasste ein Keyboard als Modulsystem, eigentlich etwas, das es heute längst gibt.
Damals allerdings in dieser Form noch nicht.
Mehrere Firmen schrieb ich an und erhielt umfassend Informationsmaterial über deren vorhandenen Produkte. Verglich nun alles. Die Maße und Umfang sämtlicher Bedienoberflächen aller Modelle. Ich versuchte die optimalsten Produkte mit ihren modernsten Standards in meinem Entwurf zu berücksichtigen.
Als mein Konzept stand, hatte ich meine vier Wochen um 10 Tage unterschritten.
Mir ging es unglaublich gut.
Und vor lauter Begeisterung rannte ich durch alle Zimmer, nahm schließlich Anlauf und machte einen Salto. Dann landete ich auf den Rücken, mitten auf unserem Bett.
An meinen Bauch, der bereits beachtlich kugelig war, hatte ich überhaupt nicht gedacht.
Es gab einen schneidenden, kurzen Schmerz. Volker war sehr erschrocken und ich natürlich genauso. Ich fühlte mit rasendem Puls und voller Angst in mich hinein. Es war sehr still.
Endlich meldete sich das Kind, boxte und trat gegen meine Bauchdecke und schien diese Aktion heil überstanden zu haben.
Volker mahnte mich zu endlich mehr Besonnenheit und sagte:
„Wenn der auch so ein Modell wird wie du, dann werden wir wohl einiges an Spaß aber auch Chaos erleben.
Da hatte er ja so etwas von Recht.
Die letzte Arbeitsphase war die Modellbauphase. Hierfür musste ich natürlich in die Schreinerei und in die Modellbauwerk-

statt der Uni. Ich zog an Thomas´ Arbeitsplatz, dort befestigte ich meinen Bauplan und die Kopie meines Wochenplans.
Der Bauch war mittlerweile hinderlich. Vor Allem, wenn ich an den Maschinen stand. Denn sobald gewisse Geräusche der Maschinen entstanden, trat das Baby um sich, sodass ich einige Male abbrechen musste.
Dann zog ich mich zurück in den Innenhof, legte mich in die Wiese und summte leise eine Melodie, während ich den Schildkröten zusah.
Schließlich gab es bereits einen kleinen Menschen in mir, mit Rechten und Bedürfnissen. Mir war klar, dass diese winzige Portion Mensch hier absolut den Vorrang hatte.
Außerdem lag ich gut in der Zeit und konnte mir viele Pausen genehmigen. Ich war überhaupt nicht gestresst; Schließlich war ich nun nicht mehr alleine. Mit der Gewissheit, von nun an Entscheidungen nicht mehr alleine für mich treffen zu müssen, sondern auch für mein Kind, empfand ich eine deutliche Berechtigung und Stärke meiner Person. Es ging nämlich nicht um mich, wenn ich bat oder forderte. Es ging um mein Kind. So waren meine Bedürfnisse und Entscheidungen um einiges berechtigter, als sie es je waren, als es noch ausschließlich um mich alleine ging.
Und was wäre denn schon eine misslungene Diplomarbeit, gegen das Glück, das ich bald in den Armen halten würde?
Nichts, gar nichts.
Wenige Tage vor dem Prüfungstermin, war ich unterwegs zur Uni, als ich Wehen bekam. Jetzt hatte ich es bis kurz vorher geschafft.
Wenn es sich nun nicht mehr aufhalten lies, dann ist es eben so, dachte ich.

Gleich ein paar Häuser nebenan war die Praxis eines Gynäkologen, der mir zwar fremd war, aber die Zeit nun zu meinem zu fahren hatte ich nicht.
Es gab deutliche Gipfel auf dem Wehenschreiber und der Arzt meinte, er könne mir allenfalls Magnesium geben, wenn das Kind aber käme, dann käme es, daran ließ es sich nicht hindern.
„Okay", sagte ich zu meinem Baby, „wenn du jetzt kommst, dann gehen wir genauso zusammen in die Prüfung. Aber dann musst du dich ein bisschen beeilen, sonst wird es knapp.
Ich dachte, ich könne ein wenig nachhelfen und hopste auf dem kleinen Trampolin herum, welches im Wohnzimmer stand.
Volker war dagegen und entfernte zur Sicherheit die angeschraubten Stahlfüße. Die verstaute er irgendwo, wo ich sie absolut nicht finden konnte.
Ich denke er hat sie sogar mit ins Büro genommen. Das traue ich ihm durchaus zu.
Unser Baby aber hielt sich an meinen Wochenplan. Es kam exakt in der von uns ausgemachten und gewünschten Zeit.

Eine Familie

Ich hatte mir das so nicht vorgestellt.
Ich hätte nie gedacht, dass man ein Kind so lieben kann. Natürlich glaubte ich daran, mein eigenes Kind zu lieben – aber so?
Es gab nichts wichtigeres als dieses kleine Bündel Mensch und die Sorge, ich könnte irgendetwas tun oder unterlassen, was ihm Schaden zufügen würde, stellte alles in den Hintergrund.
Ich empfand sogar die meisten Personen, die mein Baby bewundern oder in den Arm nehmen wollten, als etwas Bedrohliches.
Schrecklich schwer war es für mich den kleinen Jungen in unberechtigt verlangende, ausgestreckte Arme zu legen. Ich mochte auch nicht, wenn viel Besuch kam und ich mochte es vor allem nicht, wenn mein Kind dann nach Begrabschen des Besuchs nach diesen Personen roch.
Tatsächlich musste ich es manchmal umziehen, damit es wieder seinen Eigengeruch annahm. So ein wunderbarer Geruch.
Es gab nur wenige Personen, die ihn nehmen durften, ohne dass sich mir mein Magen zuschnürte.
Ich ertrug auch einige Sprüche und deren dumme Späße nicht, zB. wenn meine Schwiegermutter meinte, er habe ja nicht einmal Zähne.
Das sollte ein Spaß sein. War es aber nicht.
Ich nahm ihn ihr aus den Armen und verzog mich schmollend mit meinem Kind ins Schlafzimmer.
Sollten die bloß nicht wagen, hinter uns her zu kommen.
Ich wollte keinen Fehler machen und las alles, was die Literatur über gesunde Säuglingsnahrung, Vorbeugungen aller möglichen Erkrankungen so hergab. Auch was es schriftlich über die

Entwicklung des Babys gab, wusste ich in Kürze auswendig. Die verschiedenen Autoren waren sich allerdings selten einig.
Ein Glück, dass ich damals keinen Zugang zum Internet hatte, sonst hätte ich noch mehr widersprüchliche Informationen aufgetrieben, die bereits für Verwirrung sorgten.
Es war auch schwierig für mich herauszuhören, aus welchem Grund er weinte, wenn er weinte.
Ich solle auf die Meinungen pfeifen, sagte meine Mutter und auf meinem Bauch hören.
Mein Bauch und ich waren der Meinung, dass es unerträglich und eine Zumutung sei, ein weinendes Kind nicht zu trösten.
Da er viel weinte, trug ich ihn die meiste Zeit. Immer dann war er selig und friedlich – und so las ich eben auch, dass man Babys entgegen alter Lehrmeinung nicht mehr schreien ließ.
Auch wenn es manchmal hieß: „Du musst ihn auch mal weglegen."
„Weglegen". Wie das schon klingt. Hätte man gesagt, ich solle es mal in die Wiege legen ... aber weglegen; das ging ja gar nicht.
Am liebsten war ich mit Volker und dem Baby alleine. Ganz alleine, wenn Volker zur Arbeit fuhr, war dagegen schwer erträglich.
Denn mehr und mehr machten sich extreme Schlafdefizite bemerkbar und ich versorgte zwar das Kind, aber kam nicht dazu, mich selbst zu versorgen.
Es waren harte drei Monate und ich nutzte die kurzen Schreipausen, um mit dem Baby erschöpft auf dem Sofa einzuschlafen.
Hinzu kam, dass ich innerhalb kurzer Zeit wieder schwanger war.

Das machte jetzt alles noch etwas schwieriger, und ich frage mich, wieso die Natur es so eingerichtet hat, dass man sich zu Beginn einer Schwangerschaft so miserabel fühlen muss.
An einem Tag ging es mir dann derart schlecht, dass ich glaubte es ging nun zu Ende. Es war erst früh am Tag und bis Volker nach Hause kam, wäre ich längst verstorben und mein Baby bis dahin unversorgt; so war ich überzeugt.
Das arme Kind!
Ich schleppte mich also zum Telefon und rief Volker an. Kaum brachte ich es heraus, dass es mir sehr schlecht ging.
Er benötigte etwa eine dreiviertel Stunde, um vom Büro nach Hause zu fahren. So lange musste ich nun durchhalten. Das Baby sicherte ich in seinem Bettchen und legte mich heulend davor.
Endlich hörte ich, wie unten auf der Straße der Wagen mit dem typischen Motorengeräusch einfuhr. Es dauerte nicht mehr lange, da drehte sich auch der Schlüssel in der Eingangstür.
Volker war sehr besorgt und fragte gleich, ob ich etwas gegessen habe.
Nein, das hatte ich doch tatsächlich vergessen.
Unfähig, das überhaupt zu äußern, wimmerte ich nur, bereits im Liegen wurde mir immer wieder schwarz vor Augen.
Er brachte mir eine Banane und hielt sie mir entgegen. Ich aß sie heulend und zitternd und wusste nach der Hälfte: „Das werde ich überleben."
Noch ein großes Glas Wasser und es ging mir schlagartig besser. Volker schüttelte nur den Kopf. Er verstand nicht, dass man zum Einen derart unterzuckern kann, bis man kollabiert, zum Anderen verstand er auch nicht, dass mir nicht selbst

möglich war, mich ausreichend um meine Grundbedürfnisse zu kümmern.
Leider ist das so. Und auch heute oft nicht anders. Ich unterscheide diese Empfindungen nicht. Vor allem nicht, wenn ich abgelenkt und mit einer wichtigen oder interessanten Aufgabe beschäftigt bin. Ich bemerke lediglich irgendwann ein negatives Gefühl. Das kann verschiedene Ursachen haben. Das Gefühl steigert sich schnell in Übelkeit, Schwindel und Kopfschmerzen. Spätestens dann ist mir nicht mehr nach Essen. Denn dann bin ich krank. Es dauert nicht lange und mein Blutdruck sinkt ab, sodass ich handlungsunfähig bin oder sogar kollabiere.
Das musste besser werden. Das sah ich ein. Schon deshalb, weil es gefährlich war für unser Kind und das Baby, das in meinem Bauch wuchs.

Die Beschwerdephase hielt aber dieses Mal nicht sehr lange und der Arzt meinte, es sei die schnelle Schwangerschaftsfolge; der Körper sei noch daran gewöhnt.
Die Schreiphasen wurden auch immer weniger und ich konnte mich endlich in diesen ganzen Rhythmus einfinden.
Max brauchte zwar immer noch wenig Schlaf, aber dafür war er am Tag so emsig mit seinen Spielsachen beschäftigt, dass er stundenlang alleine spielte und ich neben ihm lag und ausruhen konnte.
Oft band ich ihn nun mit einem Tragetuch vor meinem Bauch und wir liefen so stundenlang durch die Stadt. Er drehte sein Gesichtchen vergnügt und neugierig nach allen Seiten und war ein absolut friedliches Kind. Das entschädigte uns für die anstrengende Zeit, die wir anfangs alle miteinander hatten.

Bei den regelmäßigen Vorsorgeuntersuchungen notierte der Kinderarzt, dass er wach und lebhaft sei.
Über meine ehemaligen Studienkollegen lernte ich eine Hebamme kennen, die ebenfalls ein Baby hatte. Wir freundeten uns an und ich lernte über sie weitere Mütter mit Kleinkindern kennen.
Durch sie hatte ich Mut genug, die anstehende Geburt nun lediglich ambulant zu planen. Sie würde dann jeden Tag zu mir kommen und ich bräuchte nicht im Krankenhaus bleiben.
Die Vorstellung, auch nur länger als eben für diese Entbindung nötig, von meinem Sohn getrennt zu sein, war absolut schrecklich.
Ein Unding, dass wie meine Schwiegereltern vorschlugen, Max so lange von ihnen versorgt werden würde.
Auch Volker war absolut dagegen und überhaupt, waren wir in diesen Entscheidungen beide ebenso konform wie radikal.
Sie gewöhnten sich alle mittlerweile etwas daran und redeten uns weniger rein. Was nicht bedeutete, dass sie es gut oder richtig fanden, wie wir entschieden.
Je näher der Entbindungstermin rückte, umso größer wurde aber eine Sorge.
Wie nur sollte ich es anstellen, meine Liebe, die ich empfand von nun an zu teilen?

Es schmerzte bereits die Vorstellung, dass ich meinem Sohn etwas von der Liebe wegnehmen musste, um sie einem anderen Baby zur Verfügung zu stellen.
Würde das ausreichen für beide? Hatte ich denn genug davon?
Am letzten Vorsorgeuntersuchungstag sagte der Arzt, dass es nur noch wenige Stunden dauern würde. Ich sollte nun nicht

mehr durch die Stadt laufen, da stünde das Schwesterchen bereits auf der „Startbahn“.
Am späten Abend kam meine Mutter. Wir legten unseren Sohn schlafen und fuhren dann in die Klinik.

Noch vor dem Frühstück waren wir wieder zurück und brachten ein wunderschönes Mädchen mit. Unser Sohn schien gerade erst aus seinem Bettchen gekrabbelt zu sein.

Er war 11 Monate und nun ein großer Bruder.

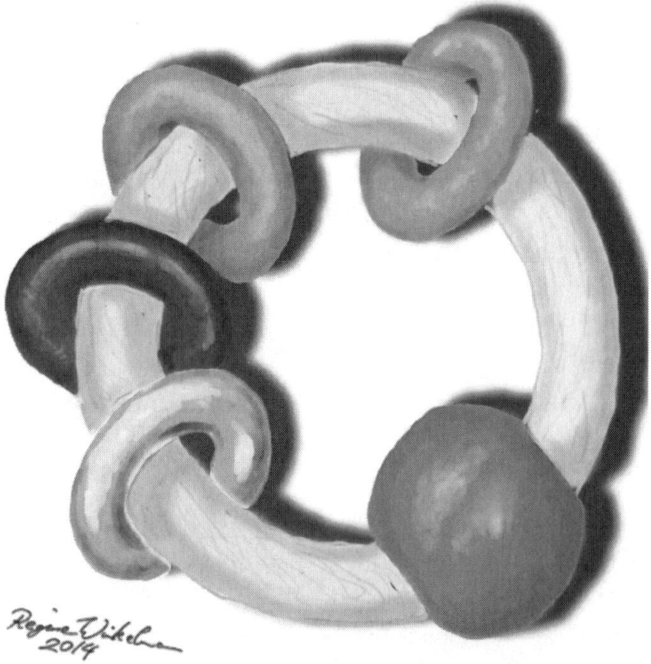

Ach ja, ... die Sorge ist natürlich völlig unbegründet.
Die Liebe zum eigenen Kind muss man nicht teilen. Sie wird mit jedem Kind gratis mitgeliefert. Sie ist das vielleicht konstanteste und intensivste Gefühl, das man überhaupt zu einem Menschen hin empfinden kann. Sie ist bedingungslos aber ebenso schonungslos. Sie fragt nicht, wieviel man verkraftet und ob man an manchen Tagen fast in die Knie geht vor Liebe und Sorge. Sie ist manchmal schon schmerzhaft und sie geht weit über die Grenzen dessen, was vorstellbar gewesen ist, bevor sie gewesen ist.

Sie sind wie ich. Eben anders.

Ob mir etwas ungewöhnliches aufgefallen sei in der Entwicklung meiner Kinder, wurde ich immer wieder gefragt.
Solche Fragen stellte der Schulpsychologe oder nachher der behandelnde Neurologe.
Was sollte ich sagen?
Sie waren alle verschieden. Sie waren aber wiederum in vielen Dingen mir sehr ähnlich. Also was sollte mir denn da aufgefallen sein?
Jedes Kind ist doch anders oder etwa nicht?
Max lernte sehr spät sprechen. Obwohl er alles genau verstand und bald konnte er ein Auto zeichnen, noch bevor er „Auto“ sprechen konnte.
Er war mitunter selbst ungeduldig, sogar ausgesprochen jähzornig, wenn er etwas wollte, aber sich nicht mitteilen konnte. Dann schob er mich manchmal ungeduldig in die Richtung und wartete darauf, bis ich bemerkte, dass er etwas wollte, wo er nicht selbst herankam.
Gab ich es ihm, war er glücklich und beschäftigte sich damit lange und friedlich.
Es kam vor, dass er vor Zorn, wenn ihm etwas nicht schnell genug ging, seinen Kopf auf den Boden schlug. Tatsächlich besorgte uns das oft. Vor allem als er einmal mit Schwung die Stirn auf die Wanne schlug, sodass er bewusstlos am Wannenrand entlang zu Boden rutschte.
Er schien mit vielen Dingen auf seine Schwester gewartet zu haben. So lernten sie beide gleichzeitig sprechen und eigentlich auch laufen. Während Sofie ohne Vorbehalte auf jeden und al-

les zu rannte, schrie er ängstlich hinter ihr her. Immer besorgt, wenn er seine Schwester aus den Augen verlor.
Aber so verschieden sind doch Kinder nun einmal.
Beide schliefen kaum drei Stunden nachts am Stück. Ich wundere mich noch heute, dass wir das irgendwie überlebt haben. Man gewöhnt sich halt an vieles.
Als mein Schwiegervater verstarb, begann Volker damit sein Elternhaus zu renovieren und verbrachte eigentlich so gut wie jedes Wochenende damit.
So war ich sehr viele Stunden mit den Kindern alleine, denn dort wohnte zwar meine Schwiegermutter, aber in deren Wohnung hielt ich es nicht gut aus.
Sie konnte es nicht lassen, mir ständig hereinzureden und war teilweise für deutliche Erziehungsmethoden.
So etwas habe es zu ihrer Zeit alles nicht gegeben und bei so einem Spektakel hätten sie bereits was hinter die Ohren verdient.
Lediglich in den warmen Monaten blieb ich oft dort und verbrachte die Zeit mit den Kindern in dem großen Garten.

Es war sehr viel Arbeit in dem alten Bauernhaus eine Wohnung für uns herzurichten. Die komplette obere Etage, die zuvor Heuboden war, baute Volker alleine um und so zogen wir dann nach der Geburt des dritten Kindes endlich in eine relativ unfertige Wohnung.
Unten die Schwiegermutter und oben wir.
Dass wir während der Umbauphase bereits das dritte Kind bekamen, machte sie nicht glücklich.
Es sei nicht nötig gewesen, war sie der Meinung.
Wir waren da anderer Meinung. Wir fanden die Zeit hätte nicht passender sein können.

Ich hatte überhaupt das Gefühl, so schwer auch alles war und so anstrengend oft Max Tobsuchtsanfälle, dass ich noch nie so gut strukturiert lief, wie in dieser Zeit. Da ich den Tag und den Ablauf bestimmen konnte und mir die Bedürfnisse der Kinder den nötigen Antrieb gaben, hatte ich kaum diese langen und quälenden Handlungsblockaden oder Vorbehalte.

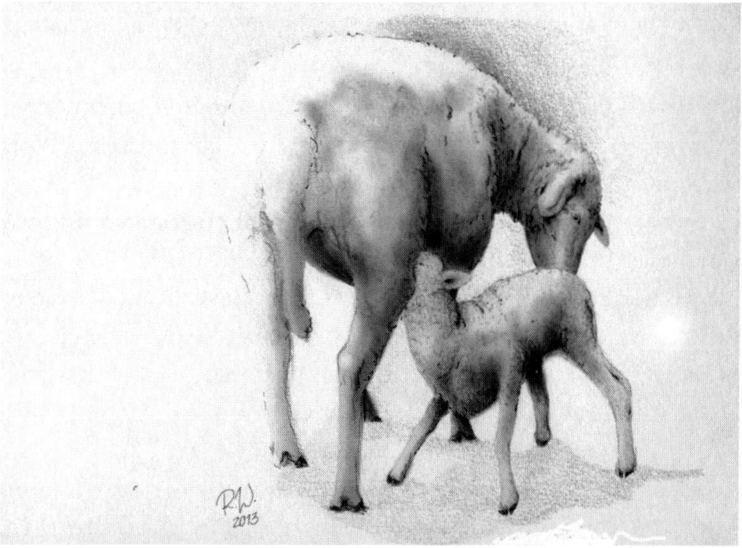

Das Gelände war riesig und außer des großen Gartens hatten wir noch etwa 4000 Quadratmeter Weidefläche.
Wir schafften Schafe an und pflanzten Obstbäume nach. Es gab genug Spielfläche für die Kinder und oft bekamen wir Besuch von anderen Eltern mit ihren Kindern.

Das Spiel mit anderen Kindern endete meistens in Chaos und Streitigkeiten. Meine Kinder waren ein so enges Team, dass sie

kaum andere akzeptierten und wenn man mich fragt, so haben diese Kinder auch selten komische Eigenschaften gehabt. Sie spielten anders. Sie brauchten anscheinend ständig Anleitung und benötigten fertige Spielsachen.
Sie wollten ständig mitspielen und ließen das Gebaute und sorgfältig und emsig Erarbeitete meiner Kinder nicht stehen. Es war schon fast destruktiv, so empfanden wir, meine Kinder und ich, diese Besuche.
Nicht selten war Max dann so zornig und außer sich, dass er um sich schlug, spuckte und sich derart unterirdisch benahm, dass mir nichts anderes übrig blieb, als ihn beiseite zu schaffen und mich mit ihm erst einmal zurückzuziehen.
Ich konnte ihn ja so unmöglich dort toben lassen. Vor allem nicht unter den Augen der Anderen, die dann absurde Erziehungstipps hatten.
Anstatt dass sie deren Kindern mindestens ebenso Unzulänglichkeiten zusprechen, hieß es, meine seien sonderlich.
Das sei nicht normal, sagten manche. Das wäre absolut ungewöhnlich aggressiv und keinesfalls zu akzeptieren.
Zugegeben, unter den Geschwistern kam es zu ähnlichen Ausbrüchen, wenn sich mal eines der Geschwister an Max Sachen vergriff.
Man durfte ihm beim Spielen zusehen. Man sollte ihm sogar zusehen. Aber niemals durfte jemand ein Auto verändern oder eine Bauplanvariante mit hineinbringen.
Er bestimme sich selbst, so schrie er einmal unter Tränen.

Die Leidenschaft unseres Großen waren und sind bis heute Autos.

Seine zeichnerischen Fähigkeiten überzeugten bereits alle von der ersten Klasse an. Für andere Schulleistungen hatte er wenig bis gar nichts übrig.

Da Sofie nur 11 Monate jünger war, wurden beide Kinder zeitgleich in die erste Klasse eingeschult. Max mit 7 und Sofie mit 6.
Und wenn ich heute überlege, dann muss ich gestehen, dass ich eigentlich mit der Einschulung verstand, dass sich so einiges meiner eigenen Erlebnisse und Dramen wiederholen würde. Eigentlich war mir von da an klar, dass bei uns so etwas wie Normalität und Konformität bezogen auf unsere Mitmenschen nicht existiert.
„Waren ihre Kinder anders als ihre Altersentsprechungen?", wurde ich gefragt.

Ja, das waren sie. Das waren sie oft genug, aber ich wüsste nicht, wie ich mit ihnen klar gekommen wäre, wären sie so ganz anders gewesen als ich selbst.

Da ich das aber nie hätte begründen und rechtfertigen können, zu jeder Zeit, wo diese Fragen an mich als Mutter oder auch an uns als Eltern gestellt wurden, sagte ich stets nur knapp: „ Nein."

Die Schule

Wenn ich die Wahl gehabt hätte oder wir hier anstatt Schulpflicht lediglich Unterrichtspflicht hätten, wie in vielen anderen Ländern, wäre ich versucht gewesen eine Institution „Schule" für meine Kinder zu umgehen.
Auch wenn das möglicherweise zu ebenso viel Krisen und Dramen geführt hätte.
Wenn auch anderer Art.
Sie schienen nicht hinein zu passen. Wie denn auch?
Ich erinnerte mich jeweils genau an meine eigene Situation. An die Gefühle, die Ängste und auch manchmal an den Zorn, dass das ,was so offensichtlich und logisch war, scheinbar keiner verstand. Dass mich scheinbar keiner verstand.
Was war also anders an meinen Kindern?
Oder worin waren sie mir so ähnlich?

Schule und der „Ernst" des Lebens

Ich hatte mich auf die Schule eigentlich gefreut. Ich würde dann selbst lesen und schreiben können. Ich wollte schon immer vieles selbst machen. Mit eines meiner ersten Worte, die ich laut aussprach, war das Wort „selbst".
Daraus wurde dann „selbst machen". Immer, wenn es darum ging, ein Brot zu schneiden oder eine Jacke anzuziehen, wurde ich ungeduldig, hibbelig und wollte nicht zusehen, sondern „selbst machen."
selbst lesen zu können war das größte Versprechen, das ich aus allen Unterhaltungen zu dem Thema Schule heraushörte.

„Dann beginnt der Ernst des Lebens", sagten sie.
Ernst war hoffentlich ein netter Mann und ich war davon überzeugt, dass Ernst mein Lehrer werden würde.
Das war die größte Lüge überhaupt, denn ich bekam eine Lehrerin.
Die konnte gar nicht Ernst heißen, denn so hießen allenfalls Männer.
Und die Enttäuschungen hielten täglich an.
Ich habe auch nicht am ersten Tag Lesen gelernt, wie meine Vorstellung war, sondern erst viel später.
Stattdessen litt ich dort, war unsagbar einsam, hatte täglich Angst vor sämtlichen Personen und fand mich überhaupt nicht zurecht.
Dann war klar, das war der Ernst. Der Ernst ist das Gegenteil von Spaß und von guten Gefühlen.

Manche Personen machten Andeutungen. Ich kannte nun mittlerweile einige Eltern mit gleichaltrigen Kindern.
Und was sicher (fast) alle Eltern untereinander beherrschen, ist der Austausch über alle erdenklichen Themen rund um das Kind.
Über angemessenes Fördermaterial, beste Ergebnisse besonderer Erziehungsstile, Tipps zur verbesserten Konzentration oder solche Ratschläge und Behauptungen wie: „Jedes Kind kann schlafen lernen."
Entweder waren meine Kinder erziehungsresistent oder ich beratungsresistent.
Erfolgreich umgesetzt habe ich jedenfalls kaum etwas von den vielen Tipps.
Sie passten alle nicht. Sie schienen für normale Familien zu sein, nicht für uns.

Da sich Auffälligkeiten nicht änderten oder gewisse Verhaltensweisen sich nicht besserten, reduzierten sich Kontakte mit der Zeit automatisch.
Ich war außerdem noch nie gut darin, Kontakte zu halten und mehr und mehr fehlte mir die Kraft und die Lust für regelmäßige Kontakte und Besuche.
Sie hatten meist zur Folge, dass Erziehungsmängel und Verhaltensauffälligkeiten meiner Kinder diskutiert wurden. Sie hatten zur Folge, dass ich demütigende Verteidigungspositionen und Rechtfertigungsversuche unternahm. Das kostete mich alle Kraft und auch die Freude und Unbeschwertheit solcher Besuche.
Sie hatten zur Folge, dass ich noch verunsicherter war und noch mehr an mir zweifelte und mich einfach nur mies und unfähig fühlte.
Wer von denen verstand denn, was sich wirklich hinter meiner Aussage abspielte: „Jede Hausaufgabensituation endet in Streit und meist mit Tränen."
„Ja, mein XY tut sich auch oft schwer, aber wir machen das jetzt so und so ... und damit klappt das ganz gut ... "
Solche Antworten zeigten mir, dass sie nichts verstanden. Gar nichts.
Wenn ich sage jede, dann meine ich auch „jede".
„Brechen sie spätestens nach einer Stunde die Hausaufgaben ab", sagte der Klassenlehrer. „Auch wenn dann eben nur die Hälfte davon fertig ist."
Das war ein freundliches Angebot. So etwas würde man heute „Nachteilsausgleich" nennen.
Es war eine Erleichterung. Allerdings nahm ich den Lehrer wörtlich.

In der Realität sah es nämlich so aus, dass es kaum für die Kinder auszuhalten war, diese eine Stunde einigermaßen mit mir und der erwarteten Aufgaben zu verbringen. Nach spätestens einer halben Stunde rutschte der Erste vom Stuhl und lag unter dem Tisch. Die Zweite weinte bitterlich und jammerte über Kopfschmerzen.

Ich ermunterte sie, Ich versprach ihnen Belohnungen. Ich versuchte es im Guten und im Bösen, bis ich wenigstens annähernd diese Stunde hinter uns gebracht hatte.
Ich erinnere mich an keine Situation, in der diese eine Stunde das Ergebnis einer Hälfte des zu leistenden Pensums ergeben hätte.

Also machte ich mich mit schlechtem Gewissen an die Arbeit, um wenigstens die Kinder mit dem halben Ergebnis am nächsten Tag in der Schule abzuliefern.
Natürlich gefolgt von der Drohung: „Wenn ihr mich verpetzt, dass ich eure Hausaufgaben weiter mache, ... dann ... "
Sie haben nie gepetzt.
Was Max allerdings häufig stolz verkündete, dass er die Nacht zum Tage machte, indem er dies zwar so nicht wörtlich sagte, aber doch zumindest in Form von stapelweisen Zeichnungen, dem Lehrer präsentierte.
Ich wurde natürlich von dem Lehrer darauf angesprochen. Ja, es stimmte. Was sollte ich tun? Sollte ich ihn ans Bett fesseln?
Ich wüsste nicht, dass Max je so etwas wie einen Tag-Nacht-Rhythmus entwickelt hätte.

Die Ergebnisse seiner emsigen Nachtaktivitäten, konnten sich allerdings wahrlich sehen lassen.
Und da er paradoxerweise nun auch endlich seitens des Lehrers und seiner Mitschüler Staunen und Lob erntete, war er doch nicht davon abzubringen, ihnen solche Geschenke zu machen.
Natürlich wurde insgesamt sein Talent bewundert, aber für einen Waldorfschüler der dritten Klassen war das nicht gewünscht.

Insgesamt bedurften seine Auffälligkeiten, das dauernde Stören und die Aggressivität aber auch die große Diskrepanz zwischen seinen Defiziten und Fähigkeiten besondere „Seelenpflege".
Daher erhielt er regelmäßig in Einzelstunden Eurhythmie als therapeutische Maßnahme.

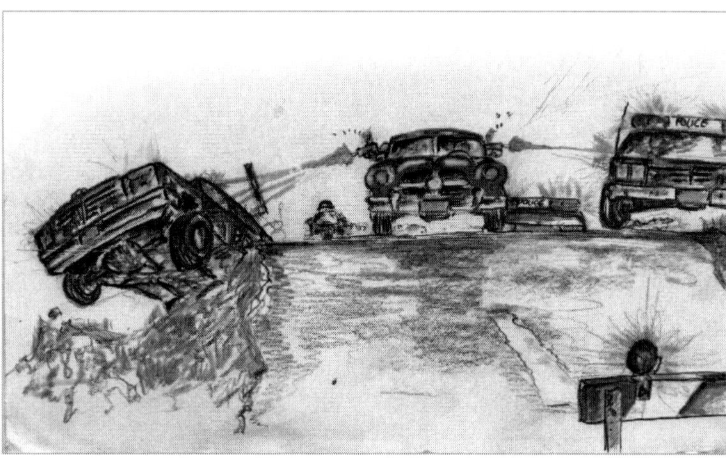

Zeichnung von M. (vierte Klasse)

Problemkinder oder Kinder mit Problemen?

Als Konstantin schulpflichtig wurde, wusste ich bereits, es würde auch hier nun auffallen, dass er anders war. Zu oft hörte ich, wie sonderbar und eigenartig das Kind doch sei. Zudem sprach es nicht. Zumindest nicht in der Öffentlichkeit und nach Aufforderung. Es sah an den Leuten vorbei, die es ansprachen und eine Unterhaltung versuchten.

Wenn Konstantin sich von uns unbeobachtet fühlte, dann redete er. Damit zog er dann wiederum sehr viel Aufmerksamkeit auf sich, denn er sprach … nun ja – besonders.

Er formulierte sehr komplizierte Sätze und verwendete meist den Genitiv. Zudem redete er in einer Art schweizer Dialekt, obwohl er niemanden in diesem Dialekt hatte sprechen hören. Jedenfalls nicht, dass ich es wüsste.

„Wo ist das Buch, welches wir gestern hatten?"

Wenn unerwartet solche Sätze von ihm kamen, gab man ihm alle Aufmerksamkeit, worauf er natürlich prompt wieder verstummte.

Wenn dann aufgrund des Dialektes gefragt wurde, sagte Volker meist: „Er hat zu viel ´Toblerone` gegessen."

Bei seiner Einschulungsuntersuchung wusste ich also, dass er nicht sprechen würde.

Es war mir auch bewusst, dass er bereits mit seiner Art auf dem Stuhl zu sitzen, oder wie auch immer man das nennen soll, nicht besonders willig wirkte.

Womit ich allerdings nicht rechnen konnte, war dann das offensichtlich freundliche Angebot, das die Amtsärztin ihm machte.

„Konstantin, Kinder die in die Schule wollen, sitzen bei mir anständig auf dem Stuhl und zeigen mir, was sie alles können.“

Ohne zu zögern rutschte Konstantin nun gänzlich vom Stuhl und lag unter dem Tisch.
Die Ärztin schaute mich an und sagte, dass sie dergleichen noch nie erlebt habe.
Er wäre so, wie es aussieht, absolut nicht schulfähig. Ich sagte ihr, dass Konstantin auch nicht in die Schule wolle, er auch nicht in einem Kindergarten unterzubringen gewesen sei. Er sich auch möglichst bei jedem Besuch zu Hause verdrückt und wenig Spektakel ihn bereits ziemlich erschöpft.
Da stimme aber so einiges nicht, war ihr Kommentar.
„Aber Sie haben es ihm doch selbst angeboten“, rechtfertigte ich sein Verhalten.
„Was habe ich ihm angeboten“, fragte sie erstaunt.
„Nun, Sie sagten, Kinder die in die Schule wollen ...
aber er will ja nicht. Dann ist es doch logisch, dass er unter den Tisch fließt, anstatt auf dem Stuhl zu sitzen und ihre Fragen zu beantworten.“
Ich bin nicht sicher, ob ich ihr verständlich machen konnte, dass er völlig logisch und in seinem Fall sogar klug reagiert hat. Es ist auch egal.
Ich fand ihn in Ordnung und verstand sein Bedürfnis, sich oft mit sich alleine zu beschäftigen.
Konstantins Leidenschaft waren Elektroartikel, Kabel und Batterien.
Daraus schuf er eigenartige aber funktionstüchtige Dinge. Sie hatten zwar keine direkte sinnhafte Aufgabe, aber sie brummten oder leuchteten oder konnten eine Bewegung ausführen.

Jedenfalls gab es nun, da er schulpflichtig aber nicht schulfähig war, die Auflage, dass er einen Kindergarten oder eine Vorschule zu besuchen habe. Daran führte offensichtlich kein Weg vorbei.

Die Waldorfschulen sind ja freie und staatsunabhängige Schulen. Also gab es hier noch einmal eine weitere Schulaufnahmeuntersuchung.

Ich versuchte es mit einem Deal. Wenn er bei dieser Untersuchung nicht alles verweigerte, dann würde er den heißbegehrten Lego-Motor bekommen.

Diese Aussicht war so großartig, dass er sofort versprach, alles besonders gut zu machen.

Wir wurden in einen großen Raum geführt. Es sah alles viel freundlicher und einladender aus als beim Gesundheitsamt.

Anwesend der Schularzt, dem ich noch später einiges zu verdanken hatte und zwei Lehrer.

Zunächst schien Konstantin tatsächlich bereit zu sein. Er sollte Formen nachzeichnen, die er mühelos konnte. Auch komplexere Formen zeichnete er exakt nach – was gar nicht gerne gesehen wurde, da es „seinem Alter voraus" zu sein schien.

Dann sollte er Bewegungen nachmachen oder Reime nachsprechen.

Das war es dann.

Wir bekamen sofort einen Platz in dem Waldorfkindergarten, nahe der Schule.

Konstantin bekam trotzdessen den versprochenen Lego-Motor.

Er hatte sein Bestes gegeben, ich bin ganz sicher.

Volker brachte morgens auf dem Weg zur Arbeit, die Großen zur Schule und Konstantin in den Kindergarten. Ich fuhr dann

mittags die 15 Kilometer hin, um sie alle wieder einzusammeln und die 15 Kilometer dann wieder zurück nach Hause.
Es gab keinen Morgen, an dem er nicht von seinem Vater über das Parkett geschoben wurde und sofort unter Tüchern oder in einer geschützten Ecke verschwand.
Wir benötigten morgens etwa eine und eine halbe Stunde, um die Kinder soweit für den Transport fertig zu haben.
Oft gab es bereits während des Frühstücks Streit oder Tränen. Regelmäßig ließ sich Konstantin vom Stuhl auf dem Boden fallen, als habe er keine Knochen in seinem Körper. Er rutschte eben ständig ohne Vorankündigung von seinem Sitz. Wenn ich ihn allerdings aufmerksam beobachtete, konnte ich in etwa erkennen, wann das passieren würde. Er wurde dann auch seltsam blass und sah elend und kraftlos aus. Den Moment abgepasst, brachte ich ihn zum Sofa, sodass er dort sein Brot im Liegen zu Ende essen konnte. Es ging meistens laut zu. Max fand jeden Morgen etwas, worüber er toben und schimpfen konnte, und sei es nur ein Wäschezettel des T-Shirts, den ich vergessen hatte zu entfernen.
Er war jeden Morgen hochexplosiv und meine Hauptenergie setzte ich darum ein, um ihn bei Laune zu halten.
Seine Geschwister durften ihn möglichst nicht in die Quere kommen.
Das legte sich auch viele Jahre nicht, sodass an einem Schulweg mit dem Schulbus nicht zu denken war.

Sofie wurde immer häufiger krank, und je älter die Schüler wurden, je deutlich wurde der Abstand zwischen ihnen und meinen Kindern. Während Sofie in der ersten Klasse noch un-

auffällig mitlief, wurden auch ihre Schulleistungen immer schwächer. Auch sie erhielt zusätzliche Nachhilfe und Förderung. Bekam ebenfalls Heileurythmie und erreichte doch nicht annähernd den Klassenstand ihrer Mitschüler. Mehr und mehr litt sie unter Hänseleien und wurde meist von ihren Mitschülerinnen ausgeschlossen. Sie war immer die Stillere und Friedlichere – doch jetzt entwickelte sie eine merkwürdige Verbundenheit zu Pflanzen und Tieren. In der Pause gab es vermehrt Streit, weil sie sich über jeden Schüler beschwerte, der nach einer Fliege schlug oder einen Zweig vom Baum abbrach. Ihr sonderbares Verhalten machte das alles nicht besser und so litt auch sie sehr unter dauernden Streitigkeiten und zunehmende Ausgrenzung.
Wir schoben das darauf, dass sie die Jüngste in der Klasse war und auch darauf, dass sie aufgrund des dauernd störenden Bruders eben einen gewissen Status ungerechterweise gleich mit erhielt.

Viele Lehrer und Eltern riefen nachmittags oder abends an ... an einem Abend dann allerdings eine Mutter, die es gut mit uns meinte. Sie sagte, dass sie entgegen der Lehrer und einiger radikalen Waldorfmütter einen anderen Weg gehen würde. Ihr Sohn bekäme nun Ritalin und ich sollte mir einfach nur anhören, was sie zu erzählen habe.
Sie beschrieb ihren Sohn und eigentlich exakt unseren Max.
Der Lehrer war dagegen. Er hatte lediglich die auch heute noch oft übliche und falsche Vorstellung, dass es ein Medikament sei, das die Kinder ruhig stellt. Außer dieser Mutter, die ebenfalls deutlich kritisiert wurde aufgrund ihrer Entscheidung, gab es niemanden, der das befürwortet hätte.

Dann gab es ein wiederholtes Gespräch mit dem Schularzt, der mir dann die Adresse eines Neurologen gab. Tatsächlich reduzierten sich die Streitereien und das Stören unter dem Medikament. Auch seine Schulleistungen wurden besser. Wir erfuhren dann in intensiven Gesprächen und Testungen, dass Max wohl unter ADHS litt, Sofie aber an ADS. Auch sie zeigte mit einer sehr kleinen Dosis ein deutlich besseres Schriftbild und konnte sich länger konzentrieren, ohne sofort erschöpft zu sein und sich krank zu fühlen.
Der Klassenlehrer schien erfreut und war überzeugt, dass es trotz aller Kritik wohl in unserem Fall das Richtige war. Auch wenn die Leistungen bei beiden noch lange nicht den erforderlichen Klassenstand erreichten, lobte er beide überdeutlich vor der Klasse, mit jeder besseren Leistung, die ein solches Lob verdiente.
Nun hatte Max dann beizeiten ein weiteres Problem. Er wurde von einigen Schülern als Ritalin-Junkie beschimpft und hatte trotz Ritalin überhaupt keine Ahnung, wie er mit solchen Konflikten umgehen sollte. Die Mitschüler schienen einen ruhigeren Max nicht zu dulden, also provozierten sie ihn in jeder erdenklichen Situation. Manchmal lief er dann vom Pausenhof und versteckte sich.
Die Situation eskalierte, als der Klassenlehrer krank wurde und verstarb.
Es wurde aus einer anderen Schule ein Vertretungslehrer eingesetzt. Nach einigen Wochen bekam ich von ihm abends einen Anruf.
Er sagte, dass er jahrelang als Lehrer tätig sei, dass er sich nicht erinnern könnte, je eine solche sozial zerstörte Klasse erlebt zu haben. Er verriet mir auch, dass er nicht mehr lange bleiben

würde, sich das nicht länger antun wolle. „Diese Klasse braucht einen Militärton oder am besten die ganze Schule einen Supervisor."

Warum er aber eigentlich anrief, war der dringliche Rat, meine Kinder von der Schule zu nehmen.
Mittlerweile, nach dem Tod des Klassenlehrers, wurde uns sowieso geraten, die Kinder auf eine Förderschule zu geben.
Deutlicher aber machte dieser Vertretungslehrer, dass ein Schulwechsel nötig war.
„Was ihre Kinder an Mobbing erleben, vor allem der Junge, das wünsche ich meinem schlimmsten Feinde nicht."
Wir waren mehr als geschockt. Wir waren hilflos und wussten nicht weiter.
Mittlerweile erhoffte ich mir auch keine Hilfe mehr durch Gespräche mit den entsprechenden Schülermüttern. Es waren meine Kinder falsch. Sie hatten das Problem oder besser gesagt, sie waren das Problem.
Mit einer Spur Trotz in meiner Hilflosigkeit hatte ich ohne Vermittlung und Wissen der Lehrer für alle Kinder einen Untersuchungstermin an der anthroposophischen Förderschule. Ich erklärte den Lehrern dort die Situation und anschließend gab es mit großem Zeitaufwand und viel Geduld für alle Kinder Testungen.

Das Ergebnis war verwirrend. Alle Kinder hatten in Teilbereichen eine Hochbegabung, aber eben auch in anderen Bereichen und vor allem im Zwischenmenschlichen zeigten sie Verzögerungen und gewisse Defizite.

Ich hörte mehrfach die uns ja längst bekannte Diagnose AD(H)S.
Auch dass dies oder das typisch sei für eben dieses Störungsbild. Ich hörte dann auch zum ersten Mal das Wort Autismus im Zusammenhang mit meinen Kindern, aber es fiel nur leiser und schien unbedeutend, nicht von Belang und geriet somit aus meinem Fokus.

Was aber nun fest stand, dass sie sehr gerne unsere Kinder genommen hätten, da sie eine Bereicherung ihrer Klassen sein würden, aber aufgrund ihrer eher guten Begabung, alles mitbrächten, das herauszuholen Aufgabe der Kollegen an unserer Schule sei.
Also keine Schüler mit entsprechender Berechtigung zur Förderschule.
Ich war nicht erleichtert. Ich war wütend und legte dem Lehrer, der dafür plädierte, dass die Kinder dort beschult werden müssten, das entsprechende Schreiben auf den Tisch.
Er schüttelte mit dem Kopf und sagte: „Nutzt ja nichts. Wir kommen hier trotzdem alle so nicht weiter."

Wenn ich abgeschlossen und die Türe zugeworfen habe, wenn ich Menschen nicht mehr mag, weil es sich nicht lohnt, dann mache ich sie auch nicht wieder auf. Ich hatte innerlich längst gekündigt. Diese Schule und diese Elternschaft ohne den Halt des geliebten Klassenlehrers, war nicht mehr machbar für meine Kinder und somit auch nicht für mich.
Keinen Tag länger sollten sie dort aushalten müssen. Nicht mehr weinende Kinder wollte ich abholen, keine blutigen Lippen, und keine demütigen Bettelei um Akzeptanz oder Ver-

ständnis für uns. Nicht mehr völlig erschöpfte und kotzende Kinder in das Auto laden und 15 Kilometer nach Hause fahren müssen.

Am nächsten Tag rief ich in unserer ortsnahen Gesamtschule an. Mitten im Schuljahr konnten sie leider keine Schüler aufnehmen.

Blieb die Hauptschule nur noch, die sogar fußläufig erreichbar war.

Am Telefon reichte man mich gleich weiter zu dem Rektor. Ich erklärte fast bettelnd unsere Situation, mittlerweile war ich mehr als verzweifelt.

„Wir haben gar keine Wahl. Wir müssen ihre Kinder nehmen“, sagte er belustigt. Er schien sich zu amüsieren, als ich fragte, wie hoch das Schulgeld sei, und dass wir aber alles, was darüber hinaus gehen würde, irgendwie abarbeiten würden.

So etwas gäbe es an Staatsschulen nicht und er wollte am nächsten Tag unsere Kinder kennenlernen. Konstantin erhielt gleich einen Platz in der Grundschule. Alle Kinder wurden direkt eine Klasse zurückgestuft. „Die sind so klein und kindlich“, sagte der Rektor, „das fällt niemanden auf und wird ihnen eher gut tun.“

Eine Sache noch, rückte ich vorsichtig raus, „meine Kinder haben AD(H)S und Max nimmt auch so ein Medikament dagegen.“

„Damit ist er hier nicht alleine, sagte der Rektor, „das haben wir hier öfter.“

Das war für Max eine große Erleichterung. Er freute sich so sehr, offensichtlich dort nicht mehr als Ritalin-Junkie beschimpft zu werden.

Dass ich während dieser katastrophalen Schul- und Alltagssorgen eine weitere Schwangerschaft – eine Fehlgeburt und danach dennoch ein viertes Kind bekam, zusätzlich eine Heilpraktikerausbildung und amtsärztliche Überprüfung abschloss, erklärt sich Volker so:

„Du musst so etwas wie ein fotografisches Gedächtnis haben, dass du bei all dem Stress dir diesen ganzen Stoff hast reinziehen können. Oder aber du profitierst eindeutig von deinem Autismus, zumindest, was das Aufnehmen von Wissen betrifft, wo du selbst Interesse daran hast.“

Die andere Hälfte der Wahrheit

Man könnte mit der neuen Schulsituation nun glauben, es ginge von nun an ohne nennenswerte Probleme weiter. Das zumindest war unsere Hoffnung.
Man könnte denken, so etwas wie „Normalität“ würde einkehren. Aber so war es nicht. Das Chaos und das, was andere für Ausnahmezustände hielten, war unsere Normalität.

„Es ist erstaunlich, dass ihr bei all dem Chaos und euren Krisen noch nicht völlig verzweifelt seid“, hieß es.
„Es ist ein Rätsel, woher du die Kraft und das Durchhaltevermögen nimmst“, sagte man.
Das war doch nur die halbe Wahrheit. Ich habe doch nie verleugnet, wie groß unsere Sorgen waren und ich habe doch auch oft die einzelnen Situationen erklärt.
Natürlich nicht, wie es mir dabei ging. Aber um mich ging es ja nicht. Die Probleme lagen ja bei meinen Kindern, oder besser gesagt an den Umständen und unserem Umfeld. Das schien nicht kompatibel mit unseren Kindern zu sein.
Natürlich gab es auch noch mich. Und somit wie immer, die andere Hälfte der Wahrheit; hinter meiner Fassade. Gab es Risse in dieser Fassade, wurden sie sogleich verdeckt, mit einer meinen vielen Ideen oder Aktivitäten, die ich einsetzte und damit deutlich machte, was an Kraft ich zur Verfügung hatte.
Dazwischen lagen dann, wie immer, tagelange Tiefphasen absoluter Erschöpfung oder Depression. Was der behandelnde Neurologe dann als „bipolar“ bezeichnete und mit entsprechenden Medikamenten versuchte abzufangen.

Zudem hatte er längst auch bei mir ein ADHS diagnostiziert und es zeigte sich doch, dass ich erheblich von dem Wirkstoff Methylphenidat (Ritalin) profitierte. Aber zwischendurch gab es eben trotzdem diese bekannten Einbrüche und so fand ich mich damit ab, dass ich nach drei tauglichen Tagen mindestens zwei benötigte, um überhaupt weiter machen zu können mit dem Alltag.

Es gab auch Phasen, da wurde aus der Depression eine Psychose und letzten Endes gab es auch dafür immer eine Erklärung. Denn schließlich leistete ich ja so unsagbar viel, aufgrund meiner vier Kinder, die auch nicht einfach waren.
Von diesen Tiefphasen wussten nur wenige. Und das sollte auch so bleiben. Die Panikattacken, die ich vor Schulgesprächen hatte, die Zusammenbrüche nach entwürdigenden Telefonaten erboster Eltern oder Lehrer und die Vermeidungsversuche und Lügen, die ich benötigte um unangemeldete Konfrontationen zu umgehen, die durfte keiner wissen.
Nicht weil ich mich geschämt hätte. Es war mir nicht wirklich peinlich. Aber ich wusste, dass alle ein anderes Bild von mir hatten und es wäre mir nie in den Sinn gekommen, meine Mitmenschen hier zu enttäuschen. Ich hatte das Bedürfnis ihnen das zu bieten, was sie erwarteten. Ich war auch der Meinung, dass diese Erwartungen berechtigt seien und mir nur deren Wohlwollen und deren Freundschaft erhalten blieb, wenn ich diesem Bild entsprach.
So lange es Gespräche blieben, die in erster Linie um die Schwierigkeiten und Probleme meiner Kinder gingen, konnte ich diese Fassade halbwegs glaubwürdig aufrecht erhalten.

Ich drückte dann meine aufgewühlten Emotionen brutal zur Seite und redete weitgehend rational und nüchtern. Sodass ich sicher für einige oft erstaunlich abgeklärt und emotionslos wirkte. Es ging sowieso meist um die selbe Thematik. Damit wurden meine Argumente und Anmerkungen zu geübten Phrasen und die klangen wortgewandt und schlüssig.
Manchmal gab es Situationen, die mir bedenklich nahe kamen und meine Fassade drohte einzufallen. Dann nämlich, wenn ich konfrontiert wurde, mit mir selbst. Wenn gefragt wurde, wie ich selbst mit diesem Stress zurecht käme oder was es mit mir macht, zu sehen, wie die Kinder dauernd gemobbt oder ausgegrenzt werden.

Ich versuchte es zu ignorieren oder mit einem lachend geäußerten Spruch abzutun. Möglichst nicht weiter reden. Und wenn es ganz schlimm wurde, weil jemand auf die Idee kam mich tröstend zu umarmen, dann blieb mir nur die Wortlosigkeit und ein stilles Lächeln.

Ich war überzeugt, wenn ich einmal die Fassung verlieren würde, dann würde der Druck mich zerreißen und was sich dann zeigte, wäre ein totaler Zusammenbruch – aber eben öffentlich und der würde reichen um mich prompt einzuweisen.
Davor hatte ich Angst. Und davor, dass dann ersichtlich würde, wie wenig tauglich und wie schwach und unfähig ich doch in Wahrheit war. Sodass vielleicht am Ende man noch entscheiden würde, dass diese Kinder bei dieser Mutter sehr schlecht aufgehoben sind.

„Das wächst sich aus.“

Tatsächlich wurde es für die beiden Großen zunächst an der Hauptschule etwas erträglicher. Stattdessen erfuhr nun Konstantin durch den Wechsel auf die Grundschule Mobbing in übelster Form.
Er wurde immer stiller und litt unter depressiven Zuständen, wurde immer häufiger krank.
Ich erhielt einen Anruf eines Schülervaters, der mich beschimpfte und uns klar machte, wie weit das Ausmaß dieser Mobbingsituation bereits war.
Ich solle gefälligst dafür sorgen, dass unser Sohn auf eine Sonderschule käme. Er würde mit seiner „Blödheit“ das gesamte Klassenniveau drücken. Schließlich sei die vierte Klasse für die meisten Kinder das Sprungbrett zum Gymnasium, und das ließe er sich nicht durch unseren minderbegabten Jungen für seinen Sohn kaputt machen.
Auch sollten wir uns dann nicht dauernd beschweren, wenn Konstantin „kassieren“ würde. Das seien schließlich die ganz normalen Verhaltensreaktionen der Mitschüler auf so etwas.

„Bitte schicke mich nicht dahin“, bettelte er oft weinend. Und ich versprach ebenso weinend, zu vermitteln und zu klären und ich schrieb Entschuldigungen mit erfundenen Krankheiten, denn ich konnte doch schlecht wieder und wieder erklären, dass er nicht in der Lage war, sich auf den Schulweg zu machen, vor Angst. Wir wurden unglaubwürdig, denn es sei ja schließlich nichts weiter vorgefallen. Es sei ja eine ausgesprochene Empfindlichkeit und Konstantins Unvermögen, sich in der

Klasse einzufügen. Es gäbe eben immer zwei Seiten und die Ursachen seien nicht nur bei den anderen.
Das wusste ich doch längst. Das war mir doch absolut bewusst. Niemals habe ich das angezweifelt, dass im Grunde die Art zu sein, das Andere an ihm zu den Problemen führte. Ich kannte es schließlich aus meinen eigenen Erfahrungen.
Wie ich es hätte ändern oder erklären sollen, wusste ich nicht. Also kämpfte ich weiter und bettelte um Akzeptanz und um weitere Vermittlungsversuche.
Akzeptanz für was denn? Das wir alle so sind wie wir sind? Es gab keinen Namen für das, was immer anders war, sonderlich oder falsch. Es gab nichts, was diese ganzen Auffälligkeiten und den großen Betreuungsaufwand und die vielen Sonderbehandlungen rechtfertigte. Und dennoch erhielten wir immer wieder Zugeständnisse und manchmal auch gutgemeinte Zusprüche wie: „Das kommt noch" oder „das wächst sich alles noch aus."
Es gab also durchaus viele wohlwollende Lehrer und sie wussten ja auch, dass unser Einsatz hoch war, dass es Medikamente und Ergotherapie gab, Nachhilfe und viel Engagement meinerseits die Hausaufgabenhilfe zu leisten. Mittlerweile bei drei Kindern, die mehr unter dem Tisch lagen als an ihm arbeiteten. Aber wir hatten mehr und mehr den Eindruck, so eben auch Volker, dass die Lehrer rat – und hilflos waren.
Darum veranlasste ich wieder eine schulpsychologische Untersuchung. Irgendwas musste doch helfen. Das musste doch alles einen Grund haben.
Ich vereinbarte sowohl für Max, der nun nach einer ruhigeren Eingewöhnungsphase wieder dauernd den Unterricht störte und laufend in Streit geriet, als auch für Konstantin einen Termin beim zuständigem Amt.

Zunächst Max: Die Ärztin bestätigte die bereits bestehende Diagnose ADHS. Aber da sei noch etwas.
Sie ließ Max ein paar Tests machen und dann ließ sie ihn auch frei zeichnen. Da war Max in seinem Element und fand kein Ende.
Er zeichnete Autos von allen Seiten und hatte mit wenigen Strichen die Vorderansicht, sodass man am Kühler und an den Scheinwerfern das „Gesicht" des Autos erkennen konnte. Damit annähernd jeden Fahrzeugtyp.
Welches Auto sie habe, fragte er die Ärztin und zeichnete dann mit wenigen Strichen einen Opel Vectra, eben mit seinem typischen Gesicht.
Das wäre für einen reinen ADHS-ler gar nicht möglich, sagte sie zu mir. Ich bekam sofort Panik, dass ich nun um die vorhandene Diagnose, bzw. um die für uns so dringend notwendigen Medikamente kämpfen musste.
Das wenige Funktionieren, sowohl bei den Kindern, als auch bei mir, war deutlich abhängig von unserer regelmäßigen Einnahme des Wirkstoffs Methylphenidat (Ritalin). Die dauernd kontrovers geführten Gespräche und Rechtfertigungen, wenn es um diese Medikamente oder diese Diagnose ging, war ich absolut nicht gewillt weiterhin zu führen.
Der Wirkstoff senkte erheblich die Streitbereitschaft bei Max. Es reduzierte auch die Unberechenbarkeit auf ein annähernd aushaltbares Maß, und es erlaubte überhaupt, so etwas wie „Schulfähigkeit".
Ich war schließlich ohne diesen Medikamenten oft nach solchen Terminen und Gesprächen, nach langen Wartezeiten in überfüllten Wartezimmern auf der Rückfahrt vor so manchen roten Ampel eingeschlafen. Es war also wohl klar, dass unser

Leben ohne dieses Medikament weitaus riskanter verlaufen würde als ohnehin schon.
Doch die Ärztin beruhigte mich gleich und sagte auch, dass es keinerlei Diskussionen nun mit ihr gäbe, schließlich sei deutlich genug, dass und in welcher Form wir alle von diesem Wirkstoff profitieren.
Aber sie blieb dabei, dass nach ihren Tests weitere Untersuchungen sinnvoll seien und dass das Zeichnen und das gesteigerte Interesse eben in der Form nicht normal sei.
Mir schoss aber gleich durch den Kopf, dass es schließlich das war, was Max mal gut und sehr gut konnte und ich wollte überhaupt nicht einsehen, dass daran nun auch noch was zu pathologisieren sei.
Außerdem war unser Sorgenkind gerade Konstantin, auch wir hatten bereits viele Untersuchungen und Termine. Nachhilfestunden und Ergotherapie. Und immer bei all den Unternehmungen alle Kinder dabei. Auch den jüngsten natürlich, sodass mich oft das schlechte Gewissen plagte. Johann wurde bald mehr im Auto oder in irgendwelchen Wartezimmern groß als zu Hause, so schien es jedenfalls manchmal.

Bei der folgenden Untersuchung für Konstantin gab es dann außer der Erkenntnis, dass er ebenso unter ADS litt, die Feststellung eines heilpädagogischen Förderbedarfs, da er mittlerweile ausgeprägte Symptome einer Depression zeigte ... und wieder dieser Hinweis „Verdacht auf Autismus".

Ich kam nicht ein einziges Mal auf die Idee oder verspürte den Drang, genauer nachzufragen oder selbst zu recherchieren.

Das Wort Autismus ließ für einen winzigen Bruchteil einer Sekunde, in einem Bereich des Gehirns ein flüchtiges Bild aufleuchten.
Es zeigte Dustin Hofman in seinem Film Rain Man und das hatte mit unserem Leben und mit unseren Problemen absolut nichts zu tun. Völlig absurd also, dass ich dafür noch Zeit oder Energie zur Verfügung hatte. Wir hatten weiß Gott andere Sorgen. Mein armer Junge hatte bereits Depressionen und litt in der Schule. Das hatte weit mehr Priorität. Also hatte ich wirklich, ohne Mühe und Anstrengung, dieses Wort bis zu Hause, längst wieder verdrängt.

Störungsbild „Autismus“

Es gab nun für die beiden Jungen regelmäßige heilpädagogische Therapiestunden. Und somit gab es zumindest von dieser Seite eine Art Anerkennung oder Zugeständnis, dass es wohl ein Störungsbild gäbe, welches für die vielen Auffälligkeiten verantwortlich sei.

Das ersparte mir das ein oder andere demütigende Lehrergespräch, indem entweder der Therapeut diese führte oder mich doch immerhin deutlich unterstützte und mir argumentativ den Rücken stärkte.

Und so waren weitere Jahre damit ausgefüllt, Stabilität zu behalten, nicht aufzugeben und den Schein zu wahren. So waren wir weitere Jahre um „Normalität“ bemüht.

Hinter dieser Fassade bestand ich quasi nur noch aus Selbstzweifel und aus der Sorge, dass wir diese „Normalität“ für unsere Kinder vielleicht niemals erreichen würden. Niemals würden sie so mit ihren Mitschülern mithalten oder konkurrieren können um eine Arbeitsstelle.

Und das bestätigte sich deutlich als auch Johann die selben Schwierigkeiten und Schulprobleme bekam, die gleichen sozialen Auffälligkeiten, die ihn so von den Klassenkameraden unterschied. Er sei kindisch und nicht altersentsprechend sozial und emotional gereift, hieß es.

Auch er hatte bereits die Diagnose ADHS, was ja aufgrund der Genetik auch naheliegend war. Aber ADHS hin oder her, das konnte nicht der alleinige Grund für das Maß an Defiziten und Chaos sein. Es musste an meinem Unvermögen liegen. Ich war nicht wirklich fähig, angemessen meinen Kindern das mitzugeben, was sie nötig hatten.

Nur so ließ sich das noch begründen und ich hoffte, dass durch die Therapie wenigstens etwas von meinen Fehlern kompensierbar sei. Und ich hoffte natürlich, dass ich meine Fassade wahren würde und auch weiterhin niemand eine Notwendigkeit sehen würde, unsere Familie auseinander zu bringen. Das würde ich nicht überleben.
Wenn ich mir auch nicht mehr sicher war, die Richtige für meine Kinder zu sein oder wenigstens das Nötigste für meine Kinder zu tun, dann war die empfundene Liebe zu allen das woraus ich die Kraft zu nehmen schien, alles zu geben und alles zu versuchen. Das würde niemand anderes gleichwertig hinbekommen, so tief und vorbehaltlos diese Kinder lieben.

Wir ertrugen viermal übelste Mobbingerfahrungen, meine eigenen Außen vorgelassen. Wir überstanden mit ihnen Krankenhausaufenthalte nach Prügeleien. Zahlreiche Schädelhirntraumen, durch Fremdverschulden als auch durch Eigenverschulden aufgrund der ungewöhnlichen Risikobereitschaft. Nächtliche Notoperationen nach Tritten in den Unterleib und in der Folge davon dann heimliches Bewaffnen, indem Messer in der Schultasche versteckt wurden.
Ich bin mir darüber im Klaren, vieles gar nicht mitbekommen zu haben. Sowie ja auch meine Eltern lediglich einen Bruchteil dessen wussten, was ich tat und was um mich herum geschah.

Dann wurde die Therapie zunächst für Konstantin eingestellt, da er nun an der Hauptschule nicht mehr diese Mobbingsituation hatte und somit auch die Depressionen rückläufig waren. Er zeigte ein stilles und eigenbrödlerisches Verhalten, aber so war eben sein Naturell.

Und bevor es dann auch für Max dort zu Ende ging, berichtete mir der Therapeut eines Tages von dem Vorhaben, an Fortbildungen teilzunehmen, da das in letzter Zeit immer häufiger auftretende Störungsbild „Autismus“ das wohl erforderlich machte.

Ach, davon hatte ich bereits gehört und ich erinnerte mich an die einzelnen Gelegenheiten, bei denen das erwähnt wurde.

Nicht ahnend dass ich jemals etwas damit zu tun haben könnte, hörte ich ihm zu. Nicht ahnend, dass er vor einer Autistin saß, erzählte er mir von den verschiedenen Formen des Autismus. Dem frühkindlichen Autismus, der nicht selten mit einer geistigen Beeinträchtigung einher gehe und dem Asperger-Autismus, der oft sogar besondere Fähigkeiten zeige, wenn auch sehr einseitig und manchmal sonderbar.

Und beim nächsten Hilfeplangespräch beim Jugendamt hieß es dann, dass die Therapie auch für Max zu Ende sei, dass er auch bereits zu „alt“ und nicht mehr therapiebereit sei. Die Verhalten auch therapeutisch nicht weiter zu bessern seien, er halt hoffentlich durch die Medikamenteneinnahme irgendwie den Hauptschulabschluss erreichen würde.

Ich hoffte das dann auch. Etwas anderes blieb mir ja nun nicht übrig.

„Und jetzt“ ?

Wer hätte gedacht, dass unser Chaos noch steigerungsfähig war?
War es Zufall? War es der Verlust des Rückhaltes durch die Therapiestelle – weil nun sich anbahnende Katastrophen durch frühes Eingreifen und Korrigieren seitens des Therapeuten nicht mehr abgefangen wurden?
Oder lag es schlicht an dem Phänomen, dass mit dem Heranwachsen der Kinder eben auch analog dazu die Schweregrade der Katastrophen steigen?
„Kleine Kinder – kleine Sorgen. Große Kinder – große Sorgen?“
Und irgendwie schienen wir dafür einfach nicht geschaffen.

Zunehmend hatte ich Tage völliger Teilnahmslosigkeit. Ich erholte mich auch nicht mehr innerhalb zweier Tage von gewissen Situationen. Max stand irgendwann vor dem Jugendrichter, weil er sich durch nächtliche Graffiti künstlerisch betätigte. Der Adrenalinkick, der dieses verbotene Sprayen ihm gab, war ein so großartiger „Kick“, dass er selbst sagte, es sei eine Sucht.

Sofie litt mehr und mehr unter den jetzt pubertären, renitenten Mitschülern. Sie wurde häufig krank und wollte nur noch zu Hause in Ruhe lernen.
Auch Konstantin litt wieder unter der Schulsituation, wurde immer stiller und holte sich wieder durch Krankheit die notwendige Rückzugsmöglichkeit.
Johann entwickelte durchweg weitere Auffälligkeiten, zeigte in Stresssituationen und Überforderungen auch in der Schule deutlich Stereotypien. Riss sich Haare aus und oft wurde ich

angerufen, dass er abgeholt werden musste, weil er scheinbar völlig überfordert war.
Wir wussten nicht mehr weiter und der Klassenlehrer von Konstantin, riet uns dringend den Jungen nochmal bei einem Psychologen vorzustellen, so würde er nicht sehen, dass er die letzten Jahre heil überstehe.
Ich schaffte es auch nicht mehr, mittels der Medikamente, die der behandelnde Neurologe zusätzlich gab, ihn zu stabilisieren. Einige Nächte fuhr ich ihn durch die Dunkelheit, weil er beim Autofahren etwas zur Ruhe kam. So ging es nicht weiter, das war uns klar. Wir hatten Angst ihn zu verlieren und trauten uns nicht ihn alleine zu lassen. Gelegentlich sammelte ich die Klingen ein, die ich immer wieder bei ihm im Zimmer fand.
Eines nachts war er dann bereit und ließ sich von uns zur kinder- und jugendpsychiatrischen Notaufnahme bringen.
Es folgte ein längeres Gespräch und dieses Mal wurde sehr deutlich, laut und klar auch für meine Ohren, der Verdacht Autismus geäußert.
Wieso war ich gar nicht mehr so erstaunt?
Ich hörte still und aufmerksam zu. Sämtliche Verhalten und Eigenarten, die Besonderheiten, Fähigkeiten sowie die vielen Einschränkungen meiner Kinder und auch meine eigenen, erhielten einen Namen. Einen Begriff, den ich jahrelang flüchtig hörte, aber er schien so zögerlich und vorsichtig jeweils geäußert worden zu sein, dass ich ihn überhaupt nicht wirklich wahr genommen habe.

Es sei eben erst in den letzten Jahren erkannt worden, sagte der Arzt, dass viele Menschen leider völlig falsch diagnostiziert worden sind, und somit auch viele Kinder und Jugendliche

falsch oder unzureichend therapiert. Es sei zudem typisch, dass darunter einige Kinder sind, die zuvor die Diagnose ADHS erhielten.
Oder die eben wirklich, wie es in unserem Fall aussehen würde, beide Diagnosen haben.
Außerdem seien leider die wenigsten Ärzte informiert über das Störungsbild und es würde so gut wie gar nicht im Studium erwähnt.
Das alles nahm ich auf, aber es berührte mich kaum. Ich saß da wie betäubt. Und spürte so etwas wie eine Erleichterung. Gleichzeitig schämte ich mich deshalb, denn immerhin war dies eine Form der Behinderung; angeboren und würde wenn überhaupt, lediglich durch autismusspezifische Therapien ein wenig kompensierbar werden. Das hieße also, es würde keine Chancen geben, diesen Autismus jemals los zu werden. Was immer das auch bedeute.
Und außer einer Leichtigkeit, die ich empfand, empfand ich Müdigkeit, aber sonst nichts.
„Und jetzt?", flüsterte ich. Denn irgendwas musste ich ja nun sagen.

Unabhängig davon, dass die Symptome der Depression nun Behandlungspriorität hätten, stünden weitere umfangreiche Untersuchungen und Testungen an. Außerdem sei dann, mit dem Erhalt der abgeschlossenen Diagnose, dringend notwendig, dass die Besonderheiten, die sich aus seiner autistischen Wahrnehmung heraus ergeben, den Lehrern bekannt gemacht würden und sowohl eine Art Coach durch Autismus-Therapeuten als auch Sonderregeln in der Schule und bei der Berufsfindung für ihn notwendig seien.

„Was macht das nun mit ihnen?“, kam unerwartet die Frage.
Ich saß da, wie betäubt und stumm, ich merkte nur wie mir tonlos die Tränen liefen.
Hier war der Punkt erreicht, wo mein Einfluss, meine Erziehungsmöglichkeiten, meine Kraft und der Einsatz einfach zu Ende war. Das war nichts mehr, wo man von mir erwarten konnte, dass ich dies korrigieren oder hinbiegen oder verstecken und verleugnen muss.
Das war schlichtweg eine Nummer zu groß für mich. Und ich staunte über meine Ruhe und die Erleichterung, die ich fühlte, als der Druck mit den vielen Tränen einfach so aus mir herausfloss.
Er drängte mich nicht. Er wartete ab und irgendwann hörte ich mich leise sagen: „Das schaffe ich nicht alleine.“
Und ich hörte ihn antworten: „Das können und müssen sie auch gar nicht.“

Endlich ehrlich sein dürfen

Es folgten nun einige weitere Gespräche und der Hinweis, dass wir wohl aufgrund der ausführlich beschriebenen Familiensituation, nebst meiner eigenen Geschichte, die man hören wollte, eine „mehrfachbetroffene Familie“ seien. Das mitzuteilen war eigentlich überflüssig.
Allein durch die Gespräche und meinen eigenen Schilderungen auf gewisse Fragen, wurde mir klar, dass dies nun die Erklärung für sämtliche Verhalten und der Andersartigkeit war, die ich immer schon bei mir selbst und auch bei meinen vier Kindern

wahr nahm. Selbst bei aller Verschiedenheit, war nicht zu leugnen, dass dies nicht nur Konstantin betraf.
Ja, ich würde auch vielleicht noch irgendwann mich selbst einer Diagnose unterstellen, so wie man mir riet, aber zuvor waren wirklich andere Dinge wichtig.

Max geriet in Drogenprobleme. Da er es längst uncool fand ein Medikament zu benötigen und das Ritalinpräparat verweigerte, suchte er dann bald Ersatz in illegalen Amphetaminen und geriet so in die Kreise krimineller Beschaffung.
Volker erlitt einen Schlaganfall, von dem er sich zwar relativ schnell erholte, aber uns wurde überdeutlich bewusst, wie fragil und endlich wir doch sind, und dass unsere Kräfte sich gerade kritisch verbrauchten.
Man gab uns auch seitens der Klinik sofort im Anschluss an Konstantins Diagnoseprocedere weitere Termine für Johann. Denn während der Gespräche wurde deutlich, dass wir nicht noch einmal so viel Zeit versäumen durften und Johann sollte gleich mit Konstantin die benötigte Therapie und Hilfe erhalten, falls sich der Verdacht Autismus auch bei ihm bestätigen sollte.
Das war der Fall und so landeten wir wieder bei eben dieser Therapiestelle, die nun auch Autismus-Therapie anbietet.
Es war so, als habe man sich lediglich eine Weile nicht gesehen. Es war so, als knüpfe man an den alten Themen wieder an. Die selben Sorgen, die selben Kinder, alles ein wenig gesteigert in der Dramatik, aber ansonsten unverändert.
Wir erhielten zügig Gesprächstermine und füllten die gewesene Zeitlücke mit den nötigen Informationen, berichteten also, was sich alles in der Zwischenzeit bei uns ereignet hatte. Ich erklärte

wieder, wie ich es gewohnt war, sachlich und möglichst präzise die einzelnen Episoden. Was ich für wichtig hielt gab ich weiter, beantwortete auf Nachfragen auch mehr. Was aber nicht gefragt wurde und ich nicht für wichtig hielt, das erfuhr der Therapeut auch nicht.

Ich schloss mich noch vor meiner eigenen Diagnose einem Austauschforum an. Dank dieser Möglichkeit, die es vor Jahren noch gar nicht gab, konnte ich hier weit mehr Information finden, als die spärliche Literatur hergab. Ich erfuhr unmittelbar von Eltern betroffener Kinder oder eben durch erwachsene Autisten das was ich an Wissen, Rückhalt und emotionaler Unterstützung brauchte.

Wir wären uns vor Jahren ohne diese Netzwerke niemals begegnet. Wir hätten niemals voneinander erfahren, wie ähnlich wir uns in vielen Dingen sind.

Zudem fanden durch die Therapiestelle dann ja auch Gespräche statt und ich hatte wieder bei Schulterminen die entsprechend berechtigte Unterstützung. Ich war nicht mehr alleine.

Es entstand ein sehr enger Austausch über das Internet und ich verbrachte täglich einige Stunden damit zu lesen und die vielen Biographien oder Erfahrungsberichte gaben mir mehr und mehr Gewissheit, dass ich die offizielle Klärung brauchte, für mich und meine eigene Situation.

Ich kann mich nicht mehr erinnern, ob ich dem Therapeuten meinen Verdacht bereits vorher verriet. Es ist möglich. Aber ich weiß, dass er ein merkwürdiges Gesicht machte, als ich ihm von meinem unmittelbar bevorstehenden Termin an der Uniklinik erzählte.

Bis dahin war ich nämlich immer noch der „Motor der Familie“ so wie er manchmal sagte und je mehr mir klar wurde, für

welch hohen Preis ich diese Fassade aufrecht erhielt, je weniger ertrug ich es, wenn er meine angeblichen Kräfte und mein Durchhaltevermögen lobte.
Nicht dass ich immun bin gegen Lob an sich. Aber es machte mir umso mehr Druck, die Fassung aufrecht erhalten zu müssen und die scheinbar vorhandenen Erwartungen zu erfüllen.
Nun waren die Krisen und Ereignisse aber von viel größerer Schwere als sie es vor Jahren waren und es schien so, als könne auch der Therapeut und das Wissen um die Ursachen, nicht verhindern, dass wir erst den einen und vielleicht den nächsten Sohn verlieren würden.
Die Situationen eskalierten aufgrund des Drogenproblems und den Folgen, die so etwas mit sich bringt.
Es kam soweit, dass man uns von allen Seiten riet, den großen Jungen vor die Tür zu setzen. Nach mehreren Polizeieinsätzen, die erforderlich wurden, passierte das auch.
Man setzt nicht sein Kind vor die Tür, ohne daran zu zerbrechen.
Und wenn ich dem Therapeuten sagte: „Ich kann nicht mehr“, dann erhielt ich die Antwort: „Sie haben bisher alles geschafft.“
Manchmal dachte ich ganz angestrengt in seine Richtung und hoffte, er würde dadurch endlich mit bekommen, dass ich alles andere als geschaffen war, für diese Aufgaben. Aber mich mitteilen ohne den Mund auf zu machen, hatte ja noch nie funktioniert. Wenn man um Hilfe bittet, dann muss man das äußern. Ich konnte aber nicht. Ich hätte überhaupt nicht gewusst, welche Betonung oder welches Verhalten angemessen gewesen wäre. Ich hätte weder beginnen können, noch hatte ich eine Vorstellung davon, was ich überhaupt erreichen wollte. Ich war nur mehr und mehr am Ende.

Die Menschen, denen ich mich im Forum schriftlich mitteilen konnte, erfuhren nach und nach unsere ganze Familiengeschichte. Sie erlebten unmittelbar zeitgleich unsere Sorgen und Ängste. Das Schreiben gelang, aber das Reden nicht. Ich wusste, dass die Fassade einbrechen würde, immer häufiger fuhr ich zitternd und weinend nach den Therapiestunden der Kinder zurück. Verzweifelte mit jedem weiteren Schulgespräch und jeder weiteren Erkenntnis, dass wir so etwas wie Normalität niemals erreichen können.

Dann ahnte ich, dass unmittelbar mit den Diagnosen und auch meiner eigenen Diagnose ein unvermeidbarer Auseinandersetzungsprozess in Gang gekommen war. Der war völlig unabhängig von den schwierigen Situationen, die wir sowieso hatten. Es gehörte quasi dazu, so erfuhr ich durch Mitbetroffene, dass mit dem Erhalten der Diagnose, die gesamte eigene Geschichte, die eigenen Erlebnisse und Traumen, Mobbingerfahrungen und Ausgrenzungen, Defizite und Unzulänglichkeiten von nun an aus dieser Sicht betrachtet werden, dass man nie anders gedacht und die Welt wahrgenommen hat, als eben aus einer autistischen Sicht.

Ich stürzte mit jeder weiteren Krise meiner Kinder in meine eigene Vergangenheit und durchlebte einige Erinnerungen schmerzhaft und neu, die ich längst glaubte vergessen zu haben. Davon erholte ich mich auch nicht so schnell, sondern hatte das Bedürfnis, die Empfindungen und die damaligen Emotionen, wenigstens dem Therapeuten mitzuteilen, der doch nun vor meinem wortlosen Kind saß, was anscheinend auf stur schaltete.

Der so einiges offensichtlich nicht wusste, woher sollte er denn auch?

Ich betrachtete auch die Gegenwart und die anstehenden Entscheidungen nun immer mit dem Wissen, dass dies aufgrund des Autismus möglicherweise von meinen Söhnen so oder so gesehen und verstanden werden würde. Und ich hinterfragte jeden Gedanken, der zukunftsgerichtet war, ob es für sie machbar, zumutbar oder überhaupt zu bewältigen sein würde.

„Er versteht sie nicht. Und mich versteht er sowieso nicht", schrieb ich heulend in diese Austauschgruppe.

„Schreib ihm!", rieten sie mir. „Schriftlich fällt es uns allen leichter."

Und dann schrieb ich ihm. Ich schrieb ihm einfach die erste Mail, von unzähligen die darauf folgten. Sicher sind es weit mehr Seiten im Laufe der Zeit, als ich in diesem Buch hier zustande bringen werde.

Ich erklärte darin, was ich nicht kann und noch nie konnte.

Ich hielt es einfach nicht mehr aus. Dieses Schweigen kam einer Lüge gleich. Es war falsch, was er manchmal selbst schlussfolgerte, wenn er keine Antworten erhielt. Und auf unbeantwortete Fragen, kommentierte er dann etwas, was seine Interpretation war, aber mit dem eigentlichen Problemen gar nichts gemeinsam hatte. Das brachte logischerweise auch falsche Ergebnisse und Sichtweisen hervor. Wenn er meinen Kindern helfen wollte, musste er sie verstehen. Und wenn er sie verstehen sollte, dann musste er dafür die nötigen Informationen erhalten. Es war so vieles nur halb richtig. Und es war so einiges völlig falsch.

Ich war auch nicht der Motor der Familie, allenfalls einer mit erheblichem Schaden und Reparaturbedürfnis.

Wir kannten uns nun so lange und er wusste kaum etwas über mich. Also auch nicht, was sich teilweise bei uns abspielte und was nicht oder nie funktioniert hatte. Manche Dinge setzte er als gegeben voraus. Nur weil er nie genauer nachfragte.
Ich konnte aber nur auf klare und konkrete Fragen antworten und hätte ihm niemals eine Lüge erzählt oder etwas verleugnet. Ich hätte ihm aber auch nicht deutlich widersprochen, wenn er von Dingen ausging und das auch so formulierte, als seien es Tatsachen.
„Sie können dort anrufen und einen Termin machen."
Auf eine solche Aussage erwiderte ich nichts. Allenfalls kommentierte ich kurz mit „Ja".
Natürlich kann ich das Telefon bedienen und weiß, wie man einen Termin vereinbart für das notwendige Gespräch.
Aber das heißt nicht, dass ich versprechen kann, dass ich es schaffe.
Dauernd hatten wir solche oder ähnliche Verständigungsprobleme. Er fragte, ob ich etwas kann und forderte nicht konkret, dass ich es auch tun sollte.
Dann hätte ich meine Bedenken sicher geäußert. Und solche habe ich durchaus gehabt. Aus dem einfachen Grund, weil die Zeit nicht reicht, die ich benötige um mich darauf vorzubereiten und um mich zu überwinden, diesen Schritt zu tun. Vor allem wenn es um diese verhassten Schultermine geht. Was mache ich denn, wenn man mir sagt, dass es möglichst ohne den Therapeuten geschehen sollte? Wenn sie mir einen Termin vorschlagen, der für den Therapeuten nicht machbar ist?
Es gab genug Lehrer, die alle Bemühungen der wohlwollenden Kollegen torpedierten. Und die ausgehandelten Regelungen bewusst ignorierten, weil sie es nicht einsahen, dass ein Schüler

sich durch angeblich benötigte Nachteilsausgleiche Vorteile schmarotzt. Diese Gedanken schossen mir durch den Kopf und ich haderte mit mir noch lange, während der Therapeut das Thema längst abgehakt hatte.

Solche Kommunikationsstörungen werden mir manchmal erst Stunden später bewusst, wenn ich unsere Gespräche in einzelnen Abschnitten genau decodiere. Ich erkenne den Fehler dann vielleicht und das möglicherweise entstandene Missverständnis. Manchmal habe ich erst Tage später eine Aussage verstanden oder knüpft sich eine Frage an. Und generell habe ich bei neuen Situationen und Erlebnissen erst einmal einen emotionalen Verarbeitungsstau. Sodass ich wie üblich sprachlos bin.
Und somit schrieb ich dann und teilte mich endlich deutlicher mit.
Endlich konnte ich widersprechen und fand die passenden Begriffe und Worte um ihm zu erklären, welche Schwierigkeiten wir hatten. Welche Defizite ich immer schon hatte und auch bis heute nicht überwunden habe. Wenigstens nicht konstant und in diesen krisenhaften Zeiten nun gar nicht mehr kompensierbar.
An den kommenden Terminen, hielt er manchmal die ausgedruckte Mail in der Hand. Wenn es auch eine Überwindung war, über die geschriebenen Dinge nun zu sprechen, ging es dennoch leichter. Zum einen, weil ich bereits einmal Begriffe und Worte gefunden hatte und zum anderen, weil er offensichtlich viel mehr verstanden hatte und lediglich noch Einzelheiten konkreter nachfragte. Er hat noch nie aufgegeben, nicht locker gelassen. Er ist mir Rückenwind, wenn ich nicht in Fahrt

komme – und Gegenwind, wenn ich dringend ausgebremst werden muss.

Damit fiel die Fassade. Das heißt, sie bröckelte in kleinen überschaubaren Stückchen, so dass ich nicht wie befürchtet, dabei in alle Richtungen zersprengte.
Ich wagte mich endlich ehrlich zu sein und den scheinbaren Erwartungen nicht mehr zu entsprechen.
Weder bin ich Motor noch in jeder Situation tauglich. Ich bin alles andere als dauerhaft einsatzfähig. Meine Kommunikationsfähigkeit oder die Ambitionen für Gespräche sind themenabhängig und in Wahrheit bin ich auch nicht in der Lage, soziale Situationen unvorbereitet ohne einen erheblichen Krafteinsatz zu überstehen.
Eine Small-Talk-Situation ist weitaus anstrengender als eine stundenlange fachliche Unterhaltung und ich denke, mittlerweile weiß das jeder dort.
Ich bin auch nicht mehr bereit, jemals wieder einen Schritt in die andere Richtung zu machen. Ich bin nicht mehr bereit und mir fehlt auch die Kraft, diese alte Fassade wieder auf zurichten.
Ich habe durch die Diagnose die Chance bekommen, einiges aus ganz anderer Sicht zu betrachten.
Viele Ungerechtigkeiten und unangenehmen Erlebnisse sind auch aufgrund meiner Wahrnehmung und meiner Art die Dinge zu sehen und zu verstehen, so entstanden. Es gab Mitmenschen, die genau wie ich, überfordert waren und es nicht anders oder besser hätten machen können.
So werden einige Situationen und auch Personen aus meiner Vergangenheit rehabilitiert. Ebenso, wie auch ich einiges vor

mir nun selbst rehabilitieren kann. Ich war nie falsch oder dumm. Es fühlte sich oft so an. Aber nur weil vieles anders war. Daran wird sich nichts ändern. Es ist einiges anders, wenn man die Welt und sich in dieser Welt autistisch betrachtet. Etwas anderes als die Welt in dieser Art zu sehen, werden wir nun einmal nicht können.

So wie kein Mensch, ohne Autist zu sein, je nachvollziehen kann, wie es sich wirklich anfühlt, autistisch zu denken und zu fühlen.

Wenn also jemand verstehen will oder verstehen muss, was Autismus bedeutet, weil er mit Personen zu tun hat, die betroffen sind, dann wird er außer guter Fachliteratur die vielen Erfahrungsberichte autistischer Personen benötigen, um annähernd einen Einblick zu bekommen.

Und da wir alle verschieden sind und das autistische Spektrum auch ebenso Individuen zu lässt, wie sie eben unter den Nichtautisten auch zu finden sind, ist jeder weitere Autist, der aus seiner Sicht erzählt, einer mehr, der für seine Mitbetroffenen spricht, die sich noch nicht oder vielleicht niemals mitteilen können.

Jeder hat seine Geschichte und jeder erklärt sie ein wenig anders. Im Kern aber, bleibt das, was den Autismus ausmacht und uns von den neurotypischen Personen unterscheidet, bei allen Betroffenen gleich.

Deshalb ist es gut, dass wir Autisten nun lauter werden. Denn wir haben alle etwas zu sagen. Vor allem sind wir mitwirkungsberechtigt, wenn Nichtautisten erklären wollen, wie wir Autisten die Welt verstehen.

Das Buch

Nach einigen solcher Mails sagte der Therapeut dann, dass er durch meine Erläuterungen nun viel mehr Einblick bekommen habe, in die autistische Denkweise und dass es gut sei, wenn ich schreibe.

„Schreiben Sie", sagte ER. „Schreiben Sie ein Buch."
„Ein Buch? Es gibt doch schon so viele Bücher über Autismus."

„Dann sollte es ein Weiteres geben, denn ohne dass durch mehr Erfahrungsberichte deutlich wird, wie verschieden die Menschen mit Autismus sind, werden die Klischees sich halten und wird es kein ausreichendes Verstehen und Verständnis geben."
Also begann ich zu schreiben. Nicht überzeugt jemals wirklich ein Buch zum Ende zu bringen.
Vor allem schrieb ich, um selbst die vielen Erlebnisse zu verstehen.
Die Erlebnisse meiner Kinder und vor allem auch die Aufarbeitung solcher Erlebnisse durch die Therapiestunden ließen mich immer wieder meine eigenen gemachten Erfahrungen, samt dieser Stimmung und Gefühle, neu erleben. Solche „Trigger" belasten teilweise nicht unerheblich. Ich benötige Stunden oder Tage, bis ich mich davon wieder völlig erhole.
Auch die hier schriftlichen Auseinandersetzungen, vor allem der letzten Jahre und Monate haben viele Pausen zwischendurch benötigt.
Kapitel für Kapitel übergab ich dem Therapeuten, der es an seine Frau weiterleitete. Ohne deren Antrieb hätte ich kein weite-

res geschrieben. Wer will das wissen, was alles so in meinem Kopf sich abspielt?
Also hat es lange gedauert. Fast zwei Jahre.
Das ist nun das letzte Kapitel des Buches. Unsere Geschichte ist damit jedoch noch nicht abgeschlossen. Da ist genug übrig, um ein weiteres zu beginnen.
Einige Situationen haben sich in der Zeit geändert. Wir haben weiß Gott harte Zeiten überstanden und wir haben alle Federn dabei gelassen. Die Kinder ebenso wie wir, die Eltern auch. Wir hätten das ohne den Einsatz der Therapiestelle nicht geschafft. Ich hätte auch vielleicht auf halber Strecke längst aufgegeben, wenn nicht viele meiner mitbetroffenen autistischen Freunde und Angehörige uns bald täglich zur Seite stünden. Ich würde ganz sicher ohne den Rückhalt meines Mannes verzweifeln und nur die Gewissheit, nicht alleine zu sein, macht es möglich, nicht aufzugeben und auch die noch vorhandenen Schwierigkeiten anzugehen.

Wir sind als Familie wieder zusammengerückt, woran der Therapeut einen bedeutenden Anteil hat. Wir haben nicht eines unserer Kinder dauerhaft verloren. Wir haben alle wieder zurück und sogar weitere hinzubekommen. Es gibt nun Partner und Enkelkinder.
Die Kinder haben alle die Gabe, sich immer wieder bewusst zu machen, dass es dennoch Ziele und Wege dorthin gibt. Ich wünsche ihnen, dass sie diese Sichtweise behalten.

Noch immer gibt es Schulprobleme und offen sind weiterhin die Fragen, wie und ob es sich erreichen lässt, dass alle Kinder einen Beruf erlernen, der ihnen mal ein eigenständiges Leben

ermöglicht. Offen ist auch, wie sie selbst mit den gemachten Erfahrungen umgehen werden und ob es ihnen gelingt, diesen Autismus als einen Teil von sich selbst zu akzeptieren.
Auch mir wird er vielleicht nie ein Freund. Aber los werde ich ihn nun einmal nicht. Darum müssen wir miteinander auskommen. Ich habe ihn nicht selten verflucht und ich benötige noch immer Gespräche und Hilfen, um ihn als etwas zu sehen, was zu mir gehört. Noch immer versuche ich den Teil in mir zu erkennen, der autistisch ist und den der „normal" ist.
Ich warte auf den Tag, an dem mich das einfach nicht mehr interessiert.
Ich mag die Hoffnung nicht aufgeben, dass es irgendwann normal werden wird, dass alle Menschen verschieden sind.
Und einige sogar anders.

Danke ...

an meine Mutter, auf die ich immer zählen konnte

an meine Kinder, die mir deutlich machten,
dass es nicht erlaubt ist aufzugeben

an meinen Mann – sollte ich jemals wieder heiraten,
nehme ich wieder ihn

an Herrn Bertina, der vielleicht der von uns beiden ist, der mich oft besser kennt

und an alle anderen der Therapiestelle, für die Begleitung und Unterstützung

an alle meine Freunde mit und ohne Autismus, ohne deren Austausch und Rückhalt dieses Buch niemals zustande gekommen wäre.

an meine ehemalige Klassenlehrerin und alle weiteren Korrekturleser, die ich mit Rechtschreibfehlern quälte und die mich trotzdem nach jedem Kapitel ermutigten, weiter zu schreiben.

Kontakte und Websites

Vorträge und Workshops für Schulen, Veranstaltungen, etc. zum Thema Autismus-Spektrum-Störung:
info@reginewinkelmann.de

Autisten informieren über Autismus
Website und Forum:
www.autisten.info

Der Blog:

www.heutebinichanders.wordpress.com

Zentrum für
Interdisziplinäre Frühförderung/Autismus-Therapie
C.Bauschke-Bertina:
www.bauschke-bertina.de

Ein Film über Autismus-Spektrum-Störung im Erwachsenenalter:
„Diagnose Mensch" von Christoph Müller
www.medienprojekt-wuppertal.de

Das Forum für besondere Kinder:
Ein weiteres Forum für Betroffene, Angehörige und Personen, die beruflich mit Autismus zu tun haben
www.rehakids.de